U0239096

精益医疗管理中国实践

高　天　　张绪柱　主编

山东大学出版社

《精益医疗管理中国实践》
编委会

主　编　高　天　张绪柱

主　审　马效恩

副主编　成昌慧　王树美

编　者（以姓氏笔画为序）

王文静　王树美　牛宇豪　刘尊钰

成昌慧　张绪柱　高　天

内容简介

本书介绍了中国精益医疗的研究现状、最新进展及其在中国医院的应用，以及精益医疗常用的几个工具。

如何使用有限的医疗资源，实现以较少的投入改善医疗质量和提高医疗服务效率，满足更多人民群众的医疗保健需求，成了中国公立医院及政府面对的一个挑战。

精益医疗体系是利用有限资源，围绕患者的需求提高医院运营效率与质量的重要管理哲学，已经在经济发达国家或地区的医疗组织中得到广泛的应用，但在中国的应用尚处于起步阶段，对于如何在国内公立医院成功应用这一西方管理工具缺乏系统研究。

为使更多的中国医院管理者能了解精益管理，促进精益管理在医疗行业的推广与应用，本书总结了精益医疗的研究现状及成果，提出了适合中国公立医院成功实施精益医疗体系的路径与方法，并对精益管理的部分常用工具进行了介绍。

Abstract

This book is concerned with the latest progress and research status on lean healthcare in China, and its applications in Chinese hospitals, as well as the introduction of some common tools used in lean healthcare.

How to use the limited medical resources to improve the quality and efficiency of medical services to meet the needs of more people with less investment has become a challenge for public hospitals and all level of governments in China.

Lean healthcare is an important management philosophy that utilizes limited resources to improve the efficiency and quality of hospital operations to meet the needs of patients. It has been widely used in healthcare organizations in developed countries or regions, but its application in China is still in its preliminary stage. There is a great need for systematic research on how to successfully apply lean healthcare in public hospitals in China.

In order to enable more Chinese hospital administrators to understand lean thinking and promote its popularization and application in the healthcare industry, this book summarizes the current status and results of lean healthcare studies, proposes the path and methods suitable for the successful implementation of lean healthcare in public hospitals in China, and introduces some common tools of lean management.

序　言

中国医院的改革经历了从经验管理到科学管理的历史进程。40 年医改发展到今天，中国的医院管理发生了历史性的巨大变化，医院管理模式由经验管理向科学管理实现了历史性的跨越式发展。医院管理者越来越重视医院的科学管理，学习利用先进的管理理念和科学管理的工具，提高管理效率，从而更好地利用好有限的卫生资源，为广大患者提供更加高效优质的服务。这也是医院管理者们所追求的目标。然而，中国是一个人口众多的大国，人民对医疗卫生服务的需求日益多元化、高要求，而医疗资源十分有限，因此医疗资源的有限性与需求的无限性成为难以调和与解决的一对矛盾。为了更好地满足人民群众日益增长的医疗需求，医院管理者必须更加注重调配和利用好现有医疗资源，利用先进的管理工具和管理方法科学管理医疗的整个过程和每个细节，需要进行流程再造和精准、高效、精细的全面质量管理，从而达到医疗的卓越管理。这是医院管理者面临的十分重要的研究课题，也是医疗管理实践对医院管理者提出的挑战和必须面对和解决的问题。而解决这些问题的有效途径之一就是实施精益管理。

高天博士为首的专家团队撰写的《精益医疗管理中国实践》一书，在医疗管理实践发展亟须科学的理论方法的历史节点应运而生，从而为我国医院管理的研究、实践与发展注入了新鲜的理论与方法和经典案例。本书全面系统地阐述了精益管理理论与方法的产生与发展，以及在国内外医疗管理实践中的应用案例和成效,既有理论高度和研究价值又有实践案例,从而使医疗精益管理具有了中国特色,内容更加完善、充实和丰满。尤其是从第七章到第十九章对十余个管理方法的介绍十分难能可贵,广大医院管理者可以从本书中系统全面地学习和掌握医院精益管理的工具,从而学会利用管理工具,达到精益管理和提升管理绩效的目的。

工欲善其事,必先利其器。医院管理者要达到科学管理的高水平、高效率,必须掌握和利用各种科学管理的工具和方法,而这也是我国医院管理者的短板。本书全面系统详尽地介绍了多种适用于医院管理者的工具和方法,是一部很有实用价值的工具书,相信读者一定会开卷有益,对大家的学习和工作有很大的裨益,同时也是对我国医院管理理论与方法的创新、完善和补充,是对我国医疗管理理论和方法体系的贡献,必将促进我国医院管理者更加科学有效地利用精益管理先进的理念、工具和方法,持续改进和完善医疗管理,促进我国医疗卫生事业的科学、健康、高效发展,更好地服务于人民群众,为实现健康中国的宏伟目标做出贡献。

《中国医院》杂志副总编、编辑部主任

2018 年 12 月 5 日于北京

前　言

随着公立医院改革的不断深入、全民医保的推行,公立医院的就诊患者数量呈跨越式上涨,而公立医院设施及人员的扩充无法满足人民群众医疗保健需求快速上升的要求。并且,目前国家已经开始限制公立医院规模,通过规模扩张满足快速上涨病人需求的旧模式显然已无法持续。如何使用有限的医疗资源,实现以较少的投入,改善质量和提高效率,满足更多人民群众的医疗保健需求,成为我国公立医院及政府面对的一个挑战。

精益医疗体系是利用有限资源,围绕病人的需求提高医院运营效率与质量的重要管理哲学,已经在经济发达国家或地区的医疗组织中得到广泛的应用,但在国内的应用尚处于起步阶段,对于如何在国内公立医院成功应用这一西方管理工具尚缺乏系统研究。

济南市软科学计划项目"提高公立医院医疗资源使用效率的研究",通过文献综述及实证研究,分析了国内外医院应用精益医疗体系的应用范围、应用路径、应用效果、使用的技术工具及影响精益在医院成功实施的因素,找出了最常用精益医疗体系实施工具及其使用的技术方法,总结出适合中国公立医院成功实施精益医疗体系的路径与方法。

为使更多医院管理者能了解精益管理,促进精益管理在医疗行业的推广与应用,本书结合该研究成果,总结了精益医疗的研究现状及成果,并对精益管理的部分常用工具进行了介绍。

本书包括两大部分。第一部分,精益医疗的研究,包括6章,第二至四章为已发表的研究成果。第一章"精益思想概述",介绍精益思想的起源、发展过程及精益的思想体系(作者:高天、张绪柱)。第二章为精益医疗研究成果之一"精益医疗研究现状及展望",对精益医疗研究的现状进行综述并进行了展望(作者:张绪柱、高天、安康、崔天行、张政,发表于《中国研究型医院》2015年第2期)。第三章为精益医疗研究成果之二"精益思想在国外医疗行业的应用",介绍精益管理在国外医疗行业的实施工具、路径、效果及影响精益实施成功的因素等(作者:高天、马效恩,发表于《中国研究型医院》2015年第2期)。第四章为精益医疗研究成果之三"医院未来的竞争力在精益服务",介绍对在医疗行业应用精益的理解及案例(作者:"黄超吾,发表于《中国研究型医院》2015年第2期)。第五章为精益医疗研究成果之四"精益在中国医院中的传播与应用分析",介绍精益在中国医院的应用及传播现状与问题(作者:高天、马效恩、张绪柱、成昌慧、王树美)。第六章为精益医疗研究成果之五"医院静脉输液配置中心的应用案例",介绍在一家医院静脉输液配置中心应用精益提高工作效率的情况(作者:刘尊钰、高天、张绪柱)。

第二部分,典型精益管理工具与方法,包括对13个常用工具内涵及应用方法及案例的分别介绍。分别为第七章"5S管理"(刘尊钰、高天、张绪柱执笔);第八章"标准作业程序(SOP)"(张绪柱执笔);第九章"价值流图"(王文静、高天、张绪柱执笔);第十章"流程图"(王文静、高天、张绪柱执笔);第十一章"面条图"(王文静、高天、张绪柱执笔);第十二章"SIPOC图"(王文静、高天、张绪柱执笔);第十三章"ECRS"(刘尊钰、高天、张绪柱执笔);第十四章"5W1H"(刘尊钰、高天、张绪柱执笔);第十五章"戴明环(PDCA)"(刘尊钰、高天、张绪柱执笔);第十六章"鱼骨图"(牛宇豪、高天、张绪柱执笔);第十七章"品管圈"(牛宇豪、高天、张绪柱执笔);第十八章"六西格玛"(牛宇豪、高天、张绪柱执笔);第19章"DMAIC"(牛宇豪、高天、张绪柱执笔)。

感谢济南市软科学计划对"提高公立医院医疗资源使用效率的研

究"项目及本书出版的支持,感谢在该项目实施期间济南市中心医院静脉输液配置中心的配合与支持。本书中很多精益方法和案例取自不同的期刊、网络资源,向原作者表示感谢。

希望本书的出版有助于促进精益管理在中国医院的进一步应用,对提高公立医院运营效率、为患者提供更满意的服务提供有力的支持。

作　者

2018 年 6 月

目　录

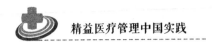

第一章　精益思想概述

Overview of Lean Thinking

第一节　精益思想的起源及发展过程

一、精益思想的起源

精益生产（Lean Production）通常简称为"精益"，是在生产过程或服务提供过程中最大程度消除浪费（Muda），提高质量，减少生产时间和成本，以提高客户获得的整体价值的系统方法，是衍生自丰田生产方式（TPS）的一种管理哲学或思想。[①]

丰田公司从一家小公司到全球最大的汽车制造商的稳步发展，引起了国际上对其如何取得这一成功的关注。IMVP 是在麻省理工学院设立的一个调查日本公司制造的汽车在质量方面优于欧美地区汽车制造企业的原因的为期 5 年的研究项目。

1988 年，约翰·克拉夫西克（John Krafcik）在其麻省理工学院的 MBA 硕士论文中描述研究人员执行国际汽车项目（IMVP）的发现时，首次提出"精益"这一术语。在到麻省理工学院攻读 MBA 学位之前，克拉

---

① ［美］詹姆斯·P. 沃麦克、［英］丹尼尔·T. 琼斯、［美］丹尼斯·鲁斯:《改变世界的机器》，余锋、张冬、陶建刚译，机械工业出版社 2015 年版，第 109 页。

夫西克曾在加利福尼亚州的丰田-通用的合资企业 NUMMI 担任质量工程师。①

在该项目的研究中,约翰·克拉夫西克②和迈克尔·库苏马诺(Michael Cusamano)③对丰田的方法获得的卓越绩效的观察和效果进行了叙述,并在 1990 年通过詹姆斯·P. 沃麦克(J. P. Womack)、丹尼尔·T. 琼斯(Daniel T. Jones)、丹尼斯·鲁斯(Daniel Roos)共同撰写的国际畅销书《改变世界的机器》获得了世界的关注。该书首次提出了"精益生产"这一术语,将"精益生产"一词定义为"丰田生产系统"(TPS)的同义词。④ 霍尔韦格(M. Holweg)在《精益生产的家谱》一文中,对 IMVP 项目进行了完整的介绍以及"精益"这个术语的由来,并指出,《改变世界的机器》一书以及克拉夫西克和库苏马诺所报道的研究成果打破了日本生产的卓越表现与日本文化有内在联系的神话。⑤

使用"lean"一词是因为与其他生产系统相比,精益生产使用的东西更少。⑥ 精益思想的目的是快速、高效地提供客户所需要的东西,而且浪费很少。

精益生产改革了由弗雷德里克·温斯洛·泰勒(Frederick Winslow Taylor)和亨利·福特(Henry Ford)开创的 20 世纪科学管理理念。丰田汽车公司工程师大野耐一(Taiichi Ohno)在 20 世纪 40 年代认识到了西

---

① Burgess N J. *Evaluating Lean in Healthcare*. Warwick Business School, University of Warwick, 2012.

② Krafcik J F. Triumph of the Lean Production System. *Sloan Management Review*, 1988, 30 (1): 1566-1574.

③ Cusumano M A. Manufacturing Innovation: Lessons from the Japanese Auto Industry. *Sloan Management Review*, 1988, 30(1): 29-39.

④ 参见[美]詹姆斯·P. 沃麦克、[英]丹尼尔·T. 琼斯、[美]丹尼斯·鲁斯:《改变世界的机器》,余锋、张冬、陶建刚译,机械工业出版社 2015 年版,第 109 页。

⑤ Holweg M. The Genealogy of Lean Production. *Journal of Operations Management*, 2007, 25 (2): 420-437.

⑥ Wickramasinghe N, et al. (eds.). *Lean Thinking for Healthcare*. New York, Heidelberg, Dordrecht, London: Springer, 2013: ix-xxii.

方汽车生产系统的缺陷。他认为,库存过剩导致资金成本高昂、对存储空间需求增加以及产品缺陷。而且,由于基于生产线的有限的生产系统,无法满足动态变化的客户偏好。①

鉴于这些认识,他发展了 Jidoka 和"准时化"(Just in time)的原则。Jidoka 可以被简单地翻译为"具有人性化接触的自动化",指流程的自动化和标准化,能够检测到真正需要人注意的问题、时间,从而防止最终产品中的缺陷。"Just in time"哲学导致仅生产下一道工序所需的产品,以实现平稳和持续的工作流程。这些以过程为导向的概念,加上美国统计学家和质量专家戴明提出的方法,是丰田生产系统和精益思想的基础。经过几代人的努力,丰田作为一个不断发展的组织,经历了目标是消除浪费和创造价值持续的学习循环。②③

精益提供了以下好处:提高质量和安全性,改善交付,增加吞吐量,产生稳定的工作环境,为持续改进奠定基础。④

精益思想的关键原则在于从客户角度看待价值。价值是在合适的时间以合适的价格提供正确的产品或服务的能力。凡是没有为产品或服务增值的活动被认为是非增值活动或浪费。当然,如交通运输等一些非增值活动是执行增值活动所必要的。精益思想通过一系列原则和技术,实现"精益"工作流程,消除不必要的非增值活动,并显著减少必要的非增值活动,而不会浪费其效率。从系统的角度来看,精益思想是通过驱动组织不断增加产品或服务价值来实现竞争力的战略。⑤

---

① Holweg M. The Genealogy of Lean Production. *Journal of Operations Management*, 2007,25 (2):420-437.

② Womak J & Jones D. *Lean Thinking*. New York:Simon and Shuster, 1996:13-15.

③ Houchens N & Kim C S. "The Application of Lean in the Healthcare Sector:Theory and Practical Examples." In Wickramasinghe N, et al. (eds.) *Lean Thinking for Healthcare*. New York, Heidelberg, Dordrecht, London:Springer, 2013:43-54.

④ Su Y, et al. "Adapted Lean Thinking for Healthcare Services:An Empirical Study in the Traditional Chinese Hospital," in Wickramasinghe N, et al. (eds.). *Lean Thinking for Healthcare*. New York, Heidelberg, Dordrecht, London:Springer, 2013:115-142.

⑤ Womak J & Jones D. *Lean Thinking*. New York:Simon and Shuster. 1996:13-15.

为成为精益企业,组织必须遵循如下精益思想原则①:

• 从特定产品或服务的角度、从最终客户的角度出发,以明确的价格和时间提供具有特定功能的价值定义。

• 识别每种产品或服务的整个价值流,并消除不必要的流程与步骤。

• 仅保留创造价值阶段的流动。

• 根据客户的需求和要求设计和提供产品或服务。

• 追求完美。

自精益被提出以来,精益生产的概念发生了很大变化。先后从汽车工业扩散到其他制造业,然后扩展到服务业。

二、精益思想的发展过程——从精益生产到精益医疗

最初,精益在丰田的应用是以过程为导向的。由于汽车行业的性质,作为削减各种制造工艺中浪费的活动,"精益思想"通常被称为"车间"视角。② 然而,到了 20 世纪 90 年代,"精益思想"的概念已经有所发展,比如 1996 年精益思想的第一原则的发展,即"价值"首先与"客户需求"相关,而不再专注于"商店"或生产的要求。③

目前,除了研究系统的技术方面之外,精益还延伸到丰田原先的"生产现场"概念之外,包括"尊重人的系统"方面。换句话说,精益的应用需要将系统看作是"人因工程和技术"发挥核心作用的"社会技术"系统。也就是说,要想获得成功,任何精益努力都需要质量体系(运营)和

---

① Zwicker M, Seitz J & Wickramasinghe N. "Identifying Critical Issues for Developing Successful e-Health Solutions," in Wickramasinghe N, et al. (eds.), *Lean Thinking for Healthcare*. New York, Heidelberg, Dordrecht, London: Springer, 2013: 207-224.

② Womack J & Jones D. *Lean Thinking*. London: Simon & Schuster, 1996: 9-14.

③ Simons D & Taylor D. Lean thinking in the UK Red Meat Industry: A Systems and Contingencyapproach. *International Journal of Production Economics*, 2007, 106 (1): 70-81.

质量文化(社会技术)。①

沃麦克和琼斯②通过介绍顾客价值和减少浪费作为核心的精益系统的五个原则——价值、价值流、流动、拉动、完善,进一步强化了精益生产的"社会技术"方面。③

今天,精益思想已经战略性地发展成为一种进取的理念,企业的所有努力旨在为消除所有可识别的浪费来源创造"顾客"的价值。

精益除了在汽车工业得到应用外,还迅速扩展到其他制造业,及制造业之外的服务业包括金融、交通等,医疗也是其中一个重要应用领域。当前,精益在医疗领域的应用还处于起步阶段。

为应对医疗成本的不断上涨,社会对高质量医疗护理的需求,及人口的老龄化、糖尿病等慢性疾病的增加以及技术的不断进步等挑战,接受精益的原则及相关的工具、技术和实践来实现卓越的医疗保健服务对医疗保健组织而言变得比以往更加重要。④

精益思想自2001年在英国和2002年在美国被确立为改进方法之一之后,已成为改革医疗服务领域的一种流行的方法,在越来越多的国家的医疗机构中得到应用。这与适合大多数医疗机构的文化的精益对客户满意度和员工参与度的双重关注相关。精益关注客户、质量、安全和员工的特点也与医疗行业的要求相吻合。⑤

有大量文献强调了精益思想对医疗服务的适用性。鲍温(D. E.

---

① Joosten T, Bongers I, & Janssen R. Application of lean thinking to health care: Issuesand observations. *International Journal for Quality in Health Care*, 2009, 21 (5): 341-347.

② Womack J & Jones D. *Lean Thinking*. London: Simon & Schuster, 1996: 13-15.

③ Joosten T, Bongers I & Janssen R. Application of Lean Thinking to Health Care: Issuesand Observations. *International Journal for Quality in Health Care*, 2009, 21 (5): 341-347.

④ Wickramasinghe N, et al. (eds.). *Lean Thinking for Healthcare*. New York, Heidelberg, Dordrecht, London: Springer, 2013: ix-xxii.

⑤ Bohmer R & Ferlins E M. Virginia Mason Medical Center, Harvard Business School Case 606-044, Harvard Business School, Boston, MA, 2006.

Bowen)和扬达尔(W. E. Youngdahl)①通过对理论、案例研究和精益应用环境的介绍,展示了精益如何应用于医疗保健。澳大利亚的弗林德斯医疗中心通过实施精益,实现了能够在预算成本以下运营。②

科宁(D. L. koning)等观察到在荷兰红十字会医院通过实施精益六西格玛,降低了雇用人员的复杂程度,减少手术室的开始时间,并节省维护成本 20 万欧元。③

华盛顿州西雅图市的弗吉尼亚梅森医疗中心通过使用精益思想方法将呼吸机相关性肺炎的发病率从 34 例降至 4 例。精益医疗的方法促使他们成为该国最安全的医院之一。④

泰德康医疗集团(Theda Care Inc.)是一家位于威斯康星州东北部的保健提供体系,通过实施精益思想该组织在 2004 年能够实现 330 万美元的成本节省;将应收账款余额减少 21%,相当于现金流约 1200 万美元;并通过提高运营效率在几个领域重新部署员工,从而节省了 33 名全职等值员工。⑤

在匹兹堡大学医疗中心,使用精益生产模式来提高药品交付的质量和首次准确性,从而节省了超过 20 万美元的成本;增加按时接受药物的患者百分比;并且几乎消除了寻找特殊麻醉品钥匙的非增值工作,每年节省 2900 个护理小时;并将抗生素的每次给药时间缩短了 4 分钟,每年

---

① Bowen D E & Youngdahl W E. 1998. Lean Service: in Defense of a Production-line Approach. *International Journal of Service Industry Management*, 1998, 9: 207-225.

② Koning D L, Ben-Tovim D I & Bassham J. Redesigning Emergency Department Patient Flows: Application of Lean Thinking to Health Care. *Emergency Medicine Australasia*, 2006, 18 (4): 391-397.

③ Koning D L, Ben-Tovim D I & Bassham J. Redesigning Emergency Department Patient Flows: Application of Lean Thinking to Health Care. *Emergency Medicine Australasia*, 2006, 18 (4): 391-397.

④ Institute for Healthcare Improvement. *Going Lean in Health Care*. White Paper. Boston, MA: Institute for Healthcare Improvement, January and February 2005.

⑤ Institute for Healthcare Improvement. *Going Lean in Health Care*. White Paper. Boston, MA: Institute for Healthcare Improvement, January and February 2005.

可节约近 5000 个护理小时。①

　　尽管有大量文献支持精益在医疗行业的应用,一些医疗保健专业人士可能仍然会认为精益思想更适合制造业,并且不能很好地转化为医疗服务。

　　像任何其他管理思想与方法一样,精益思想面临来自哲学和实践视角的一系列批评。

　　精益被认为缺乏对人员方面的敏感度:因为在历史上看,精益思想主要侧重于改善工作流程,缺乏对实际工作中的人员的关心。因此提供足够的资源并仔细考虑医疗保健专业人员的工作量和工作习惯,应该成为"精益"医疗保健转型战略中战略重点的一部分。

　　精益实施往往需要较高成本:精益项目必然涉及许多方面,并且需要在组织的许多部分进行更改。有时,医院的整个工作流程必须重新设计。另外,由于精益项目的持续时间通常是不确定的,这绝对需要大量的资源和预算来维持很长一段时间。②

　　伯吉斯和拉德诺(N. Burgess, E. Radnor)③最近对英国 NHS 信托基金的精益实施研究发现,精益实施倾向于是孤立的实施而不是全系统的。同样,尤斯登等人研究,精益医疗的重点是以过程为导向的,对社会技术方面和"尊重人类系统"的关注不多。④

　　凯利(J. Kelly)警告全球经济中的紧缩压力可能会鼓励更多的医疗

---

　　①　Thompson D N, Wolf G A, & Spear S J. 2003. Driving Improvement in Patient Care: Lessons from Toyota. *Journal of Nursing Administration*, 2003, 33 (11): 585-595.

　　②　Abouzahra M, & Tan J. "Remaking Rosa Medical Center: A 5-Step Approach to Transitioning with Lean." In Wickramasinghe N, et al. (eds.), *Lean Thinking for Healthcare*. New York, Heidelberg, Dordrecht, London: Springer, 2013: 239-264.

　　③　Burgess N & Radnor Z. Evaluating Lean in Healthcare. *International Journal of Health Care Quality Assurance*, 2013, 26(3): 220-235.

　　④　Joosten T, Bongers I & Janssen R. Application of Lean Thinking to Health Care: Issues and Observations. *International Journal for Quality in Health Care*, 2009, 21(5): 341-347.

机构实施精益作为获得效率的一种方式,而不是提高医疗服务质量①。韦林(J. Waring)和毕晓普(S. Bishop)也指出,管理者倾向于关注效率和生产力,而不是质量和病人的体验。②

鲍威尔(A. Powell)等列出了医疗机构应用精益思想方面的 13 个特殊挑战。这些挑战中的大多数与制造业在应用精益思想之前或期间面临的挑战类似。③

医疗服务中复杂的患者路径是一个需要应用精益思想的重要因素。鲍威尔等认为,"Just in time"(准时化)需要对需求进行预测的看法,是有问题的。④ "Just in time"的拉动战略特别设计用于处理真实需求而非预测。⑤ 尽管如此,有研究表明医疗保健的需求在一定的范围内大多是可预测的。⑥ 该研究强调,这个过程的设计和操作方式可能会导致任何值得注意的不稳定。了解医疗保健和制造环境之间的主要区别,有助于使精益思想更能适应医疗保健环境。

巩(X.Y. Gong)列举了制造业和医疗保健背景之间的主要区别。差异包括人员参与、产品一致性水平、周期时间、等待时间、对象、易于执行的绩效测量和过程有效性等。⑦

比如,在制造业,可以通过设计先进的机器,将熟练的劳动力参与在

---

① Kelly J. The Effect of Lean Systems on Person-Centered care. *Nursing Times*, 2013, 109 (13): 16-17.

② Waring J & Bishop S. Lean healthcare: Rhetoric, Ritual and Resistance. *Social Science & Medicine*, 2010, 71(7): 1332-1340.

③ Powell A, Rushmer R & Davies H. Effective Quality Improvement: Lean. *British Journal of Healthcare Management*, 2009, 15: 270-275.

④ Powell A, Rushmer R & Davies H. Effective Quality Improvement: Lean. *British Journal of Healthcare Management*, 2009, 15: 270-275.

⑤ Simchi-Levi D, Kaminisky P & Simchi-Levi E. *Designing and Managing the Supply Chain: Concepts, Strategies and Case Studies*. Boston McGraw-Hill, 2008: 21-49.

⑥ Westwood N, James-Moor M & Cooke M. *Going Lean in the NHS*. Warwick, UK: Institute for Innovation and Improvement, NHS. 2007.

⑦ Gong X Y. *Identifying and Minimising Preventable Delay within the Operating Theatre Management Process*. Thesis (MBA). The University of Southern Queensland, 2009.

制造环境中降至最低;而在医疗保健领域,熟练专业人士的参与是必要的。在制造业,生产过程中工人的表现更容易衡量。在医疗服务过程中,对专业人员的绩效的测量是相对困难的。这是因为医疗专业人员在技能和专业知识方面存在差异,而且在操作过程中很难衡量其处理各种复杂问题的有效性。另外,产品在制造过程中具有明确的特征;然而,在医疗保健领域,由于活动的复杂性和可变性水平很高,因此并非总能预测医治的成功程度。另外,与具有明确特征的制造业的产品不同,患者的行为难以预测,并且可能会有很大差异。每位患者对医疗服务的需求也是不同的,同时即使看起来相似的健康问题也需要个体化的治疗。因此,需要改进医疗服务过程以适应每个特定患者的情况。

此外,制造业的生产周期时间可以是精确的,但是不可能在医疗服务中确定精确的操作时间,因为每个服务都可能是独特的。另外,在制造环境中可以将零等待时间作为目标;而在医疗保健领域等待时间并不总是浪费。有时甚至可以将其视为增值活动。比如,在医院的手术室,麻醉师在手术开始时完成其主要工作,而另一名手术团队成员参与监测活动。相反,在生产线上,如果工人等待或监控一个过程,则认为这应该被淘汰以提高效率(见表1-1)。

表1-1　　　　　制造业和卫生服务机构之间差异的总结①

组织类型不同	精益思想在制造业	精益思想在医疗保健领域
人员参与	自动化是减少人员参与的主要因素;它减少了对高技能和知识的需求	专业人员的技能,知识和经验起主要作用
易于执行测量	生产过程中工人的表现很容易衡量	在这个过程中,专业人员的表现不容易衡量

---

① Gong X Y. *Identifying and Minimising Preventable Delay within the Operating Theatre Management Process*. Thesis(MBA). The University of Southern Queensland, 2009.

续表

组织类型不同	精益思想在制造业	精益思想在医疗保健领域
过程有效性	过程结果是可预测的	很难预测医疗服务的成功程度
产品一致性	机器生产相同的产品	执行具有完全相同结果的医疗操作(如手术)很困难;另外,每个病人都需要不同的服务
对象行为	产品具有明确的特征	患者的行为是不可预测的,可能会有所不同
周期	生产周期时间可以精确并预先确定	医疗服务周期时间可能会有所不同,在服务之前难以确定
非增值活动时间	所有类型的检查都是浪费,应该减少或消除	在医疗保健环境中,监测和测试至关重要
信息流	主要取决于工艺流程	医疗保健活动是基于信息的活动

除了巩列出的差异,医疗保健行业与制造业相比还有几个重要的差异需要关注。其中包括患者(客户)直接参与医疗保健服务,医疗服务同时被消费和生产。[①] 另外,医疗保健领域的缺陷是浪费,可能会导致非常昂贵且不能纠正的不良事件。比如,在错误的部位进行手术(切错乳房或切错腿)不能通过执行纠正措施来纠正,并且缺陷甚至可能导致死亡。而在制造或其他服务业中并非如此。

在医疗保健领域,从客户角度来说安全具有特殊的临界价值。根据安全原则,可能需要改变浪费的定义,这可能与为了医疗保健服务以外环境应用精益思想而定义的浪费不同。例如,从生产的角度来看,监控可能被视为浪费,但在某些医疗服务中,监控重症监护病房内的病人可能非常重要。

---

① Evans J R & Lindsay W M. *Managing for Quality and Performance Excellence*. Cincinati, O-hio: Thomson Learning, 2008: 596.

医疗服务是一种基于信息的服务。[①] 信息流在医疗服务中扮演着重要角色。这与工作流程起着重要作用的其他环境形成了另一个主要区别。这种区别导致我们首先需要寻找映射信息流的方法，以便识别过程的组成部分，而不是相反的。利尔兰克（P. Lillrank）认为医疗服务中的主要问题不是实际实施的过程质量，如手术，而是控制过程的信息质量。[②]

表1-2 显示了需要进一步关注的医疗卫生和制造业环境之间的主要区别，以及从精益思维的角度更多的适应。

表1-2　需要适应或更多关注的制造和医疗保健环境之间的其他差异[③]

精益思想原则	问题	制造业环境	医疗保健环境
顾客价值	顾客参与	客户不参与制造产品	客户直接参与生产服务
	废物:缺陷	制造缺陷是可以纠正的；它可能需要重新完成这个过程	缺陷可能会导致非常昂贵且不能纠正的不良事件
	浪费:定义	浪费是指客户不愿意付费的任何活动或活动，并且不会从客户的角度为产品或服务增值	类似的定义。然而，从医疗角度来看，制造环境中可能被认为是浪费的活动可能不被视为浪费
价值流	消费	产品在后期生产和消费	产品同时生产和消费
	过程的基础	基于工作的过程	基于信息的流程

---

① McLaughlin C P. 1996. Why Variation Reduction Is Not Everything: A New Paradigm for Service Operations. *International Journal of Service Industry Management*, 1996, 7: 17-30.

② Lillrank P. The Quality of Information. *International Journal of Quality and Reliability Management*, 2003, 20: 691-703.

③ Wickramasinghe N, Al-Hakim L, Gonzalez C, et al. "Preface," In Wickramasinghe N, Al-Hakim L, Gonzalez C, et al. (eds.), *Lean Thinking for Healthcare*. New York, Heidelberg, Dordrecht, London: Springer, 2013: ix-xxii.

续表

精益思想原则	问题	制造业环境	医疗保健环境
	质量	生产环境中的主要质量问题是最终产品的质量	医疗服务中的主要问题不在于实际实施过程的质量,而在于控制过程的信息质量(Lillrank,2003)
	过程映射	需要首先映射工作流程组件的方法	要求首先映射信息流的方法,以便确定增加价值的组件
流动	优先	优先考虑工作流程	优先考虑信息流

精益最初是作为质量改进方法引入的。它可以节省成本,但不应该以牺牲安全和质量为代价。必须将精益看作是一种哲学,一种做事方式。有必要在组织内建立改进能力和容量,这意味着释放时间和资源将被再投入进改进行动,并且这不会导致人们离开组织。沃麦克和琼斯指出精益不应该被用作减员的机制,大多数组织需要建立使用改进工具的能力,并且随着移除非增值活动并重新设计流程,将资源再投资于未来的改进计划。[①] 研究表明,从一组特定的目标开始,而不是尝试一次改进所有价值流的战略性地实施"精益"的效果更好。[②]

随着我国公立医院改革的不断深入,全民医保的推行,公立医院的就诊病人数量呈跨越式上涨,而公立医院设施及人员的扩充无法满足人民群众医疗保健需求快速上升的要求。并且,目前国家已经开始限制公立医院规模,通过规模扩张满足快速上涨病人需求的旧模式显

---

① 参见[美]詹姆斯·P.沃麦克、[英]丹尼尔·T.琼斯、[美]丹尼斯·鲁斯:《改变世界的机器》,余锋、张冬、陶建刚译,机械工业出版社2015年版,第109页。

② Wickramasinghe N, Al-Hakim L, Gonzalez C, et al. "Preface." In Wickramasinghe N, Al-Hakim L, Gonzalez C, et al. (eds.), *Lean Thinking for Healthcare*. New York, Heidelberg, Dordrecht, London: Springer, 2013: ix-xxii.

然已经行不通。如何使用有限的医疗资源,实现以较少的投入,改善质量和提高效率,满足更多人民群众的医疗保健需求,成了我国公立医院及政府面对的一个挑战。精益医疗体系是利用有限资源,围绕病人的需求提高医院运营效率与质量的重要管理哲学,在中国医院中有广阔的应用前景。

第二节　精益思想体系

一、精益原则

精益思想试图通过消除不必要的非增值活动并尽可能减少必要的非增值活动来消除或减少浪费,简单说就是消除浪费、创造价值。詹姆斯·沃麦克和丹尼尔·琼斯在他们的著作《改变世界的机器》中提炼出精益管理五项原则,即顾客确定价值(Customer value)、识别价值流(Value stream mapping)、价值流动(Value flow)、拉动(Pulling)、尽善尽美(Perfection)。[①] 也就是说,要从客户的角度来确定价值,确定每种产品或服务的价值流(从订单到交付)并清除浪费,从流程的开始到结束不间断地创造价值流量,让客户在需要时从流程中获取他们的价值,通过不断的改进追求完美(见图 1-1 及表 1-3)。

---

① 参见[美]詹姆斯·P.沃麦克、[英]丹尼尔·T.琼斯、[美]丹尼斯·鲁斯:《改变世界的机器》,余锋、张冬、陶建刚译,机械工业出版社 2015 年版,第 109 页。

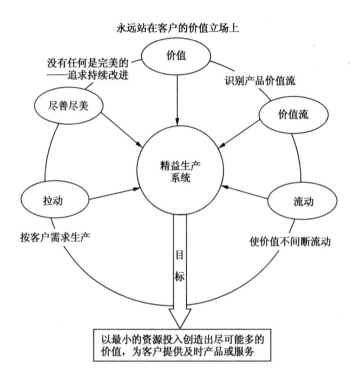

图 1-1　精益的五大原则

<table>
<tr><td>表 1-3</td><td colspan="3">精益思想的五个原则①</td></tr>
</table>

编号	原则	含　义
1	价值	价值是改善客户体验的任何活动、步骤或事件。② 这个原则要求明确顾客实际想要提供的价值。
2	价值流	价值流—流程是指在流程内识别（划分）活动。它可能需要将每个活动分为其子活动或步骤等。价值流意味着流程的活动应该提供价值。这需要将流程分为活动和次级活动/步骤，并确定那些不会从客户角度（即浪费）增加价值的步骤，目的是消除它们。

①　Wickramasinghe N, Al-Hakim L, Gonzalez C, et al. "Preface," In Wickramasinghe N, Al-Hakim L, Gonzalez C, et al. (eds.), *Lean Thinking for Healthcare*. New York, Heidelberg, Dordrecht, London：Springer, 2013：ix-xxii.

②　Powell A, Rushmer R & Davies H. Effective Quality Improvement：Lean. *British Journal of Healthcare Management*, 2009, 15：270-275.

续表

编号	原则	含 义
3	流动	该原则要求平滑工作流程、材料和信息。它可能需要重新设计流程以创建持续流动并消除瓶颈。
4	拉动	使服务或产品的供应与客户需求保持一致。服务或货物只在客户下游请求时提供给上游。这也意味着所有的工作、材料和信息都应该在需要时被拉出来执行任务。
5	完善	需要不断地改进。每个流程的改进都会为下一个流程创建一个平台。

图 1-2 所示为精益业务体系的"8P",具体如下：

● 目的(Purpose)：通过在开始任何活动之前关注来自所有者、客户、雇主以及社会的意见，实现有效和可持续的目标。[①]

● 流程(Process)：作为改善客户服务和减少浪费的方法，精益生产应通过改进一系列流程来实现这两个领域之间的最佳平衡。[②]

● 人员(Personnel)：建立一种尊重人的持续改进文化，以实现任何精益转型的成功和可持续性。[③]

● 拉动(Pulling)：在精益业务体系中，有三个主要拉动领域——拉式交付、拉式改进和拉式训练。

● 预防(Prevention)：着眼于防止精益工具库内的客户的质量故障的变化、问题和随后的返工。

● 合作(Partnering)：丰田和特易购(Tesco)等全球精益业务的领先实践者也非常重视创建一个高绩效的供应链，作为一项关键的竞争优势。

[①] Hines P. The principles of the lean business system . Accessed October 23 , 2012, from http://www. atem. org. au/uploads/publications/-The_Principles_of_The_Lean_Business_System. pdf.

[②] Hines P. The principles of the lean business system . Accessed October 23 , 2012, from http://www. atem. org. au/uploads/publications/-The_Principles_of_The_Lean_Business_System. pdf.

[③] Hines P. The principles of the lean business system . Accessed October 23 , 2012, fromhttp://www. atem. org. au/uploads/publications/-The_Principles_of_The_Lean_Business_System. pdf.

● 地球环境(Planet):沃麦克和琼斯指出:"精益思想必须是绿色的,因为它减少了能源消耗,并且减少了生产特定产品所需的产品。"①因此,尊重环境也是精益思想的另一种重要方法。

● 尽善尽美(Perfection):组织要提高自己的绩效水平,需通过设想他们最先进的位置来创造理想的状态。该过程称为图1-2所示的走向尽善尽美的过程。

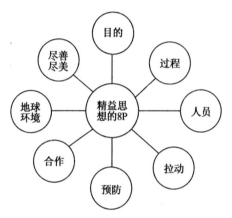

图1-2　精益业务体系的"8P"②

该框架可帮助任何行业的公司以在精益成熟度的任何阶段在业务中实施精益。③

在试图创造和(或)增加价值时,精益思想的一个关键方面是关注消除七个关键浪费④,如表1-4所示。

---

① Womack J & Jones D. *Lean Thinking* . New York:Simon and Shuster, 1996:13-15.

② Hines P. The principles of the lean business system . Accessed October 23, 2012, from http://www. atem. org. au/uploads/publications/-The_Principles_of_The_Lean_Business_System. pdf.

③ Hines P. The principles of the lean business system. Accessed October 23, 2012, from http://www. atem. org. au/uploads/publications/-The_Principles_of_The_Lean_Business_System. pdf.

④ Moghimi F H & Wickramasinghe N. "Initiatives of Service-Oriented Architecture Towards Performance Improvement in Healthcare," In Wickramasinghe N, Al-Hakim L, C. Gonzalez C, et al. (eds.), *Lean Thinking for Healthcare*. New York, Heidelberg, Dordrecht, London:Springer, 2013:83-96.

表1-4 制造业中的七种浪费(Muda)及其在医疗保健方面的相关实例①

浪费类型	制造业例子	医疗保健例子
返工:纠正先前工作中的缺陷	一辆汽车到达装配线末端,发现有一部分错位,需要更正	给实验室打电话对误导临床医生错误的测试结果进行纠正
过量生产:多余和不必要的工作	由工厂冲压组生产的零件数量超过焊接组所需的零件数量(工艺中的下一个步骤)	对于病情诊断比较清楚的疾病,开不必要的计算机断层扫描检查
多余动作:不必要的人的运动	一个装配线工人,他有15秒把一部分零件装在装配线上的每辆车上,每次都要走5步才能得到零件	护理人员每次在需要麻醉药品柜的钥匙时都要走下大厅
物料移动:等待使用时,不必要的搬运、重新排列、存放/移动物料	将生产过程的零件存储在城镇另一侧的仓库中,而不是生产设施处或其附近	将实验室标本运送到中央接收站进行记录和分类,然后送到各实验室的最终目的地
等待:在下一个阶段启动之前等待设备完成运行;或在会议之前等待人员、信息或材料	等待设备完成运行后,才能更改为不同的功能,这时操作员是有空闲时间的	诊所的临床医生等待病人进入房间
库存:在近期内无意使用的过量供应	客户尚未下订单时,制造商已有几个月的完工产品	病人排长队等候与医疗服务提供者交谈
过程不当:做客户认为不增值的事情	在装配线上订购零件有过多的步骤	在专科诊所安排患者之前,需要专家对患者病历进行长时间的审查和评估

---

① Womack J P & Jones D T. *Lean Thinking: Banish Waste and Create Wealth in Your Corporation*. New York: Free Press, 2003: 15-90.

在这七种浪费之外,桑德拉·L.弗特勒(Sandra L. Furterer)又列出了第八种浪费——人的浪费,就是不使用人的技能、智力、创造力和身体能力。[1]

为了实现精益原则,创建精益思想文化的承诺应从组织的最高管理层开始,并且坚持精益"必须由当地主导并成为组织战略的一部分"[2]。从操作层面来看,实现精益思想的要求需要整合多个方法。

明确了精益的原则,了解了七种浪费。实施这些原则有必要进一步了解如何定义价值。

二、定义价值

精确地定义价值是精益思想关键性的第一步。

精益思想一方面提供了以越来越少的投入获取越来越多的产出的方法;另一个方面,精益思想通过及时反馈来把浪费转化为价值。精益思想要求,在定义价值时,需要站在客户的立场,从根本上思考价值,为具有特定功能以特定价格提供的产品精确定义价值。而且价值只能由最终的顾客定义,只有当顾客的需求被满足时才有意义。

在考虑价值的时候不能陷入传统框架中——降低成本,通过定制增加产品种类,准时发货。而是需要综合分析价值,挑战旧的定义,找出客户真正需要的东西。例如,组成由各方人员参与的团队,通过与客户直接对话,发现其需求。要从整个产品,从整个链条来定义价值,不能局限于其中的某一个环节。这个过程要求生产者获服务提供者用新的方式和客户对话,而且价值流涉及的企业也要用新的方式相互协商。[3]

---

① Furterer S L. *Lean Six Sigma Case Studies in the Healthcare Enterprise*. London, Heidelberg, New York, Dordrecht: Springer, 2014: 43.

② Jones D & Mitchell A. *Lean Thinking for the NHS*. London: National Health Service (NHS) Confederation Report, UK, 2006.

③ Furterer S L. *Lean Six Sigma Case Studies in the Healthcare Enterprise*. London, Heidelberg, New York, Dordrecht: Springer, 2014: 43.

从客户角度看价值对医疗行业而言,需要明确医疗保健客户不仅仅指患者,还包括医疗系统的其他内部和外部合作伙伴。除患者外,外部客户还可以包括监管机构,如卫生主管部门、医疗保险和医疗补助服务中心以及私人和公共保险公司等第三方付款人。内部客户可以包括合作为患者提供临床和非临床医疗服务的供应商和其他辅助支持人员。致力于提供最佳医疗服务的组织需要了解其内部和外部客户对医疗保健服务流程所提供价值的确定。[①]

三、识别价值流

让顾客确定价值是精益的第一步,那么第二步就是要确定每个产品、服务或者每一系列产品、服务的全部价值流。

价值流是指从原材料转变成成品并赋予价值的全部活动。包括企业从设计到投产,从订单、计划、原材料到送货或服务的所有让原材料变成产品的物质转换过程,及支持和和服务过程中所有为产品和服务赋予了价值的全部活动。

确定价值流的目的是为了消除浪费。医疗保健机构运营一系列流程中的每个连续步骤都应该提供一个增值的工作,以满足患者需求总体目标。这些流程中的许多远远达不到最佳效率。例如,考虑在门诊就诊所需的步骤和等待时间。从病人拿起电话进行预约直到在门诊看到医生,总共花费的时间可能会很长并且可变。患者可能会花费数分钟等待与分诊护士交谈,然后在实际就诊日期之前等待几天至几周。在抵达医院时,患者再次在接待区域等待,然后在医院其他区域移动,此时通常会有额外的等待时间(如从等候室移动到测血压等生命体征的区域,进入检查室,由护士进行评估),最后由医生看诊。患者可能会在结账时经历更长的等待时间。如果她需要处方,进一步的诊断测试,或者被转诊

---

① Furterer S L. *Lean Six Sigma Case Studies in the Healthcare Enterprise*. London, Heidelberg, New York, Dordrecht: Springer, 2014: 43.

给专家,她可能需要在这一系列无效步骤中重复许多次。作为一个整体,这个过程往往使患者对于时间安排和医生看病的时间长短感到不满。然而,对于所有参与协调和为患者提供医疗护理的人员来说,总体的主要目标是尽可能帮助患者解决她的医疗问题。患者对医疗服务提供系统的期望与组织实际提供的产品之间存在差距。[①]

使用精益方法分析这一问题,可以对工作进行分类,分析哪一方面对病人有价值,尽量确保那些有价值的部分尽可能彼此紧密联系,并且最小化或消除医疗利用过程中患者不希望有的任何其他方面。这可以通过使用价值流图(VSM)的方法进行(在后续章节中有详细介绍)。[②]

四、流动

流动是精益思想的五大原则之一,其目的是使价值不间断地流动起来,这是精益生产中最精化的部分。丰田生产系统的一个重要概念是"准时化"(Just in time)。所谓准时化就是指仅在必要的时候搬运、制造必要数量的必要产品。而要实现准时化必须先要让物品、信息流动起来。

亨利·福特是最先认识到流动潜力的人,他通过将轿车组装生产线设计成连续流动的生产,简化了福特 T 型车的组装流程,将原有 3000 个组装部件的工序简化为 84 道工序,将每辆车的生产时间从原来的 12 小时缩短为仅仅 90 分钟,实现了汽车批量生产的革命性的进步。

"连续流动"之所以重要,是因为它能让浪费可视化,能更容易地识别出过程中的问题点,让价值最大化,以及使员工的主动性、积极性得以

---

① Houchens N & Kim C S. "The Application of Lean in the Healthcare Sector: Theory and Practical Examples." in Wickramasinghe N. et al. (eds). *Lean Thinking for Healthcare*. New York, Heidelberg, Dordrecht, London: Springer, 2013: 43-54.

② Houchens N & Kim C S. "The Application of Lean in the Healthcare Sector: Theory and Practical Examples." in Wickramasinghe N. et al. (eds). *Lean Thinking for Healthcare*. New York, Heidelberg, Dordrecht, London: Springer, 2013: 43-54.

充分发挥。

医院里常见的流动有医护人员、患者、辅助人员、患者家属、信息和物料的流动。

医院门诊服务经常面临的患者乱流和流动受阻是因门诊患者在医院内来回跑动、无序穿梭、排队等待，以及因部门间的沟通不畅被推诿所导致的。

导致流动受阻的原因主要有：医院各部门相互独立，布局及流程缺乏统一设计，缺乏连续；患者在医院的不同部门之间经常会搞不清楚流程，而且即使知道流程，也常常找不到要去的地方；医院内部信息的传递和沟通常常是被动的，而且不可视，而患者流、物料流以批量流和推动的方式为主；就诊人数和医务人员数量的峰谷分布严重不均衡。

患者就医的总成本包括看病支付的财务成本、所花费的时间成本及为解决问题所遇到的麻烦的总和。患者看病所花费的过长时间、遇到的麻烦，对病人来说都是浪费，不产生价值。而且会导致病人不满意、就医体验差。

医院的成本和患者体验也跟流动有关。因为医院的总成本除了包括直接医疗成本、物流成本、库存成本外，还包括病人的滞留成本、返工及缺货成本，一旦总成本超过了医疗服务价格本身，医院的运营就会出现问题。

医院内有效的流动就是让患者、信息和物料等稳定地、可视地、根据个体需要、向一个方向而没有迂回和受阻的流动。要实现有效流动，可从生产同步化、"单件流"生产及生产均衡化等方面来改进。

生产同步化是精益管理的核心之一。工业上的生产同步化是指前工序的加工一结束，应该立即转到下一工序上。目前医院的现状与传统制造业企业类似，各个业务环节之间相互独立，各业务环节之间的工作人员在提供相应服务时，并不考虑下一业务环节的需求，这种做法必然导致各个环节间大量等候病人的出现。

如要在医院实现生产同步化，需要做好如下工作。以门诊患者为例,患者就诊前,可以通过互联网、手机 APP 等工具熟悉就医流程及需要做的相关准备(如需要带齐就诊所需的证件、就诊卡以及病历资料,检查需要空腹等),并预约好医生。患者一到医院,可以看到整个医院布局和就医流程的大屏幕。然后患者第一步需要分诊,不应乱流,挂号可参照火车站的自助售票、取票机,病人挂号后会顺着指引走到预约的医生候诊室。到达候诊室后,候诊护士接着为你做诊前准备,再到医生诊室、相关辅助检查科室进行诊治和检查。不同检查部门之间都有信息联通,可提前预知什么时间段、有多少人会来检查,将资源进行适当配置,做到检查有序进行,让所有的诊疗过程达到稳定流动和全面协同。

所谓"单件流"生产是指零件一个个地经过各种设备进行加工、移动,而不是成批进行。可以是同一名作业人员操作所有工序,也可以每个工序安排一个人员,以减少走动,保证各工序间的流动性。此种方式,将各工序衔接在一起,上一工序做完一个在制品,就立即"流"到下一工序继续加工,所以工序间几乎没有搬运距离,也没有在制品滞留,因此可以大幅度降低在制品数量。如实验室的流水线系统,标本是一个一个流,而非一批一批送,从而保持更好的流动。

生产均衡化是指企业采购、生产及配送的整个过程都符合市场的需求,对医院而言可以理解为医院的服务提供能力和患者需求相匹配。均衡化还指通过设备通用化和作业标准化,将复杂程度不一的工作的种类、数量和时间进行均衡。医院里有很多的不均衡现象,如门诊患者的就诊高峰、住院患者检查治疗高峰等峰、谷值现象,只有均衡后才能实现更好的流动。①

五、拉动

沃麦克和琼斯在《精益思想》一书中写道:"简单地说,拉动就是除

---

① 参见沈波:《精益医院的"流动"和"拉动"》,https://www.cn-healthcare.com/articlewm/20170531/content-1014934.html.

非下游的客户有要求,否则上游的人员不生产产品或提供服务",当然他们也注意到,"实际上在实践中遵守这一规则非常复杂"。[1]

与传统的推动方式截然不同,拉动系统将所有生产活动与实际需求关联了起来。系统中的所有工作内容都是为了响应真实客户的实际订单。这种根本性的转变代表了产品制造思想的深刻变化。在拉动模式下,批量生产消失了,多余的库存累积不见了,企业不再盲目追求单一节点的效率最大化。在拉动系统下,每个人都在围绕着客户需要的真正价值而工作。

拉动避免了过度生产,并且有助于减少过程中的库存。通过与节拍时间和连续流动的结合,拉动系统演变成了准时化生产系统(JIT)。

拉动系统有很多特定的规则,比如不能把有缺陷的零件或产品传递给下一工序,仅在下一工序要求时才传递产品,而不是做完以后就传递,只生产被取走的数量。[2]

拉动系统是依赖看板管理来完成的。通常有"看板"拉动、"目标"拉动。后一工序通过前一工序的看板,了解目标、完成情况、需要准备物料的数量,然后再将信息传递给下一工序(见图1-3)。[3]

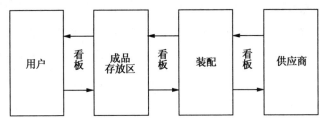

图1-3 基于看板的拉动系统

---

① [美]詹姆斯·P.沃麦克、[英]丹尼尔·T.琼斯、[美]丹尼斯·鲁斯:《改变世界的机器》,余锋、张冬、陶建刚译,机械工业出版社2015年版,第109页。

② 参见[美]詹姆斯·P.沃麦克、[英]丹尼尔·T.琼斯、[美]丹尼斯·鲁斯:《改变世界的机器》,余锋、张冬、陶建刚译,机械工业出版社2015年版,第109页。

③ 参见沈波:《精益医院的"流动"和"拉动"》,https://www.cn-healthcare.com/articlewm/20170531/content-1014934.html.

当前,医院的很多工作还是依赖预测、计划、推动方式来进行,比如排班、补货、物资采购等,而不是通过客户需求来拉动,一旦预测不准就会造成库存过多、人员浪费,或者库存不足、被动等待、响应不及时等,从而影响医疗服务的质量与效率。①

导致以上问题的主要原因是,一方面没有认识到拉动的潜在作用,另一方面信息系统滞后,很难即时获取实际需求。医院里的看板拉动,如约翰·霍普金斯医院由 GE 公司帮助将美国航空航天局(NASA)指挥中心搬到医院,通过屏幕墙监控和协调医院内的各项活动,提供病人动向的实时信息,如进入医院、科室间移动、驶回的救护车、等候出院的病人、手术室计划安排以及接收流程,进行优化,将入院、转诊、手术室、人员调配以及其他任务的不同部门连接起来。②

该指挥中心建成使用不到 1 年时间,就取得了明显成效:等待住院床位的急诊病人下降了 30%,因没有康复或住院床位而被迫滞留手术室的病人减少了近 70%,同时该中心可以对医院接诊能力进行预测,并能发出预警。该中心通过对海量数据进行高效分析,并将结果展现出来,让各个管理部门可以直观、便捷地根据数据指标,合理调度配置资源进行决策。这是理想的医院里的看板拉动。③

如果需要充分利用医院的每一张病床、每一台设备、每一分钟时间,没有强大的信息系统的帮助,则无法做到精准,实现高效的运转。④

拉动系统的有效性不是拉动本身,而是人们出现问题时的反应。通过拉动系统,发现问题,分析问题,即时解决问题,从而实现拉动的有效性。

---

① 参见沈波:《精益医院的"流动"和"拉动"》,https://www.cn-healthcare.com/articlewm/20170531/content-1014934.html.

② 参见沈波:《精益医院的"流动"和"拉动"》,https://www.cn-healthcare.com/articlewm/20170531/content-1014934.html.

③ 参见沈波:《精益医院的"流动"和"拉动"》,https://www.cn-healthcare.com/articlewm/20170531/content-1014934.html.

④ 参见沈波:《精益医院的"流动"和"拉动"》,https://www.cn-healthcare.com/articlewm/20170531/content-1014934.html.

六、ABC 分类法和 80/20 法则

ABC 分类法(Activity Based Classification),又称"帕累托分析法""柏拉图分析""主次因分析法""ABC 分析法""分类管理法""物资重点管理法""ABC 管理法""ABC 管理""巴雷特分析法",平常我们也称之为"80 对 20"法则。它是根据事物在技术或经济方面的主要特征,进行分类排队,分清重点和一般,从而有区别地确定管理方式的一种分析方法。由于它把被分析的对象分成 A、B、C 三类,所以又称为 ABC 分析法。ABC 法则是从朱兰 80/20 法则衍生出来的一种法则。所不同的是,80/20 法则强调的是抓住关键,ABC 法则强调的是分清主次,并将管理对象划分为 A、B、C 三类。

ABC 分类法是由意大利经济学家维尔弗雷多·帕累托(Vilfredo Pareto)首创的。1879 年,帕累托在研究个人收入的分布状态时,发现少数人的收入占全部人收入的大部分,而多数人的收入却只占一小部分,他将这一关系用图表示出来,就是著名的帕累托图。该方法的核心思想是在影响一个事物的众多因素中分清主次,识别出少数的但对事物起决定作用的关键因素和多数的但对事物影响较小的次要因素。后来,帕累托法被不断应用于管理的各个方面。1951 年,管理学家戴克(H. F. Dickie)将其应用于库存管理,命名为 ABC 法。1951~1956 年,约瑟夫·朱兰(Joseph Juran)将 ABC 法引入质量管理,认为,质量问题有 80% 出于管理层,而只有 20% 的问题起源于员工,也就是说,由于管理方面的原因造成的质量缺陷约占 80%,而由于操作的原因造成的质量缺陷一般小于 20%。这就是著名的朱兰 80/20 法则。1963 年,彼得·德鲁克(Peter F. Drucker)将这一方法推广到全部社会现象,使 ABC 法成为企业提高效益的普遍应用的管理方法。[①]

---

① 参见王锡莉:《ABC 分类法在企业库存管理中的应用研究》,载《现代商贸工业》2009 年第 5 期。

七、尽善尽美

沃麦克等阐述精益制造的目标是"通过尽善尽美的价值创造过程（包括设计、制造和对产品或服务整个生命周期的支持）为用户提供尽善尽美的价值"。也就是通过不断的改进追求尽善尽美。[①]

改进的结果必然是价值流动速度显著地加快。这样就必须不断地用价值流分析方法找出更隐藏的浪费，进行进一步的改进。这样的不断改进的良性循环成为趋于尽善尽美的过程。

要持续进行根本性的、不断的改善，需要学习和观察价值流、价值的流动、被客户拉动的价值，集中精力消灭浪费、减小波动、缩短提前期，以需求出发，解决问题，使得尽善尽美成为清晰可见的图像。

精益组织和管理的最终目的是让前线的工作人员不断努力改进他们日常活动的流程。当做到这一点时，像丰田一样，精益组织可以开始成为一个学习型组织。这种类型的组织立即通过现场解决问题，并及时进行实验，以确定进一步的问题和流程步骤中的浪费。随着个人工作和识别这些问题，快速部署改进的办法，将该方法推广至做相同类型的工作的其他人。一旦改进想法成为新的工作方式，可以进一步改进以稳定和优化过程，从而成为"未来的状态"。进一步的实验导致新的过程方法，进一步的改进和实施最终决定新的当前状态，并且该过程处在持续改进循环中。[②]

"尽善尽美"是永远达不到的，但持续的对尽善尽美的追求，将造就一个永远充满活力、不断进步的企业。

---

① 参见[美]詹姆斯·P.沃麦克、[英]丹尼尔·T.琼斯、[美]丹尼斯·鲁斯：《改变世界的机器》，余锋、张冬、陶建刚译，机械工业出版社2015年版，第109页。

② Houchens N & Kim C S. "The Application of Lean in the Healthcare Sector：Theory and Practical Examples." In Wickramasinghe N, et al. (eds.) *Lean Thinking for Healthcare*. New York, Heidelberg, Dordrecht, London：Springer, 2013：43-54.

八、精益的系统性思维

作为一般理论的系统性思维最早出现在 20 世纪 50 年代。从最广泛的意义上讲,系统性思维是一个考虑系统相互关联性的框架。它也是一个思考工具,可以帮助我们查看反馈循环对系统行为的影响,分析具体情况来解释令人费解的行为,并设计干预措施,注意潜在的意外后果。

一个系统是由部件组成的东西,但它们不仅仅是这些部件。它可能是一个自然系统、一个工程系统或一个有目的的人类活动系统。人体或海洋可以被看作一个系统;汽车或电脑也是如此。一个公司也可以被描述为一个系统,市场也可以被描述为一个经济体系的大系统的子系统,医院和社会医疗保险也是系统。因此,系统思维是关于"连接性"的,而这种相互联系会产生一些重要的后果。需要考虑的不是自己的一部分,而应是与整体有关的部分。不使用系统性思维,只从局部考虑而不是从整体出发来管理的糟糕结果,不管是在公立还是私立服务机构都会存在。[①]

系统性思维、精益生产是紧密相连的,而且从实践的角度来说都是一回事。[②] 如果没有系统思维的理解,就很难获得精益的收益,而且如果没有精益技术的实践,很难让系统思维通过日常事务以具体提高系统性能。丰田生产系统(TPS)是将组织作为一个系统进行管理的实际方法,是系统思维应用于企业组织的最引人注目的成功范例。源自于 TPS 的精益的原则,都是系统思维应用的结果。

---

① Seddon J & Caulkin S. Systems Thinking, Lean Production and Action Learning. *Action Learning: Research and Practice*, 2007, 4(1): 9-24.

② Balle M. What Is the Relationship Between Systems Thinking and Lean? https://thesystemsthinker.com/% ef% bb% bfwhat-is-the-relationship-between-systems-thinking-and-lean/.

第二章　精益医疗研究现状及展望

An Overview of Research Status on
Lean Healthcare and Its Perspective

　　当前,由于医疗资源分配的不合理,中国医疗状况存在农村和城市两极分化的问题。而且,医疗费用过高、医疗保障体系建设不完善以及"看病难、看病贵"的问题也十分突出。精益思想起源于丰田的精益生产模式,其核心思想是尽可能地消除浪费。当前,在医疗领域借鉴精益思想、理念、方法深入开展精益医疗研究,并在医疗领域加以应用,对解决中国医疗领域的诸多问题具有重要意义。

　　本章采用文献研究法①②③,对精益思想在国内外医疗领域的发展和应用的相关文献进行了综述和对比,得出中国精益医疗的研究现状以及发展展望。本章的英文文献选取 Elsevier Science Direct、Web of Knowledge 以及 Springer Link 三个主要国际外文数据库,以"lean healthcare"

---

① Forno A J D, Pereira F A, Forcellini F A, et al. Value Stream Mapping: A Study About the Problems and Challenges Found in the Literature from the Past 15 Years About Application of Lean Tools. *The International Journal of Advanced Manufacturing Technology*, 2014, 72(5-8): 779-790.

② Vest J R, Gamm L D. A Critical Review of The Research Literature on Six Sigma, Lean and Studer Group's Hardwiring Excellence in the United States: The Need to Demonstrate and Communicate the Effectiveness of Transformation Strategies in Healthcare. *Implementation Science*, 2009, 4

③ Mason S E, Nicolay C R, Darzi A. The Use of Lean and Six Sigma Methodologies in Surgery: A Systematic Review. *Journal of the Royal Colleges of Surgeons of Edinburgh and Ireland*, 2014, 13 (2): 91-100.

和"lean hospital"为关键词进行检索,分别检索到 36010 篇、1488 篇和 20382 篇外文文献,经过筛选,最终确定 120 篇外文文献作为研究对象。中文数据库选取中国知网和万方两个主要中文数据库,以"精益医疗"和"精益医院"为关键词进行检索,分别检索到 1871 篇和 16848 篇文献,经过筛选最终确定 157 篇中文文献为研究对象。

第一节 精益思想在国外医疗领域的发展和应用

一、精益思想、理念、方法在国外医院中的诠释推广

2001 年,斯卡利塞(D. Scalise)提出在医院的医疗运作中运用六西格玛方法来提高质量。[①] 这是国外首次提到将精益思想运用到医院行业中。经过十几年的推广和发展,精益思想和方法在国外医院领域中的发展过程大致分为以下三个阶段:(1)精益思想在医院领域的诠释推广以及简单精益技术的应用(2001~2005 年)。(2)精益医疗的提出及精益技术的全面应用(2006~2011 年)。(3)精益医疗思想体系的丰富和完善以及精益技术与其他技术的集成运用(2012 年至今)。在这三个阶段,所选取的外文文献中各阶段文献数量所占比例如图 2-1 所示:

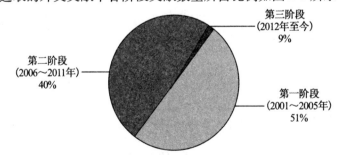

图 2-1 文献数量在三个阶段所占比重

---

① Scalise D. Six Sigma. The Quest for Quality. *Hospitals & health networks / AHA*, 2001, 75 (12):41-42.

2003 年,朗(J. C. Long)最早提出将精益思维(Lean thinking)引入医疗领域。① 随后,精益技术在医院中开始得到认可和普及应用。德科宁(H. De Koning)等人则指出了在医疗中应用精益思想技术的三个目标②,后来有人将其概括为"提高病人满意度"③④。麦克莱恩(S. Mc-Clean)等人通过建立马尔夫相位型(Markov phase-type)模型来实现精益价值流分析。⑤ 与此同时,仿真技术也运用于精益医疗。⑥ 精益思想、理念、方法诠释推广的过程也是精益思想体系形成和丰富的过程。

但是,也有学者认为精益思想在医院中的应用并不简单,移植中存在着一些问题。⑦ 从完全的制造业中产生和应用的精益思想在向医疗行业移植时需要根据医疗行业特点作出改变。总的来说,精益思想的方法和理念在国外有了一个比较系统和持续的发展。

二、精益思想理念方法在国外医院中的应用

精益思想和理念已经在国外医院中得到较长时间的应用,从应用的领域来看主要分为两类:一类是在医院主营业务中的实践应用,例如在医院急诊、手术等科室中的应用;另一类是在医院管理中的实践应用,例如医疗设备管理、财务费用等。

---

① Long J C. Healthcare lean. *Michigan Health & Hospitals*, 2003, 39(4): 54-55.

② De Koning H, Verver J P S, Van Den Heuvel J, et al. Lean Six Sigma in Healthcare. *Journal for Healthcare Quality: Official Publication of the National Association for Healthcare Quality*, 2006, 28(2): 4-11.

③ Weinstock D. Lean Healthcare. *The Journal of Medical Practice Management(MPM)*, 2008, 23(6): 339-341.

④ Rinehart B. Applying Lean Principles in Healthcare. *Radiology Management*, 2013, Suppl: 19-29.

⑤ McClean S, Young T, Bustard D, et al. *Discovery of Value Streams for Lean Healthcare*. 4th International IEEE Conference "Intelligent System", 2008.

⑥ Campbell R J, Gantt L, Congdon T. Teaching Workflow Analysis and Lean Thinking via Simulation: A Formative Evaluation. *Perspect Health Information Management Association*, 2009, 6(3).

⑦ Mcintosh B, Sheppy B, Cohen I. Illusion or Delusion-lean Management in the Health Sector. *International Journal of Health Care Quality Assurance*, 2014, 27(6): 482-492.

（一）在医院主营业务中的应用

急诊部门。精益思想在该业务部门的应用起步较早,应用也最为广泛。米勒(M. J. Miller)等人对急诊室建立仿真模型并进行了流程优化。[1] 奥沃德(A. Al Owad)等人在沙特阿拉伯的医院急诊室中运用集成精益六西格玛方法对病人进行改善也取得了不错的效果。[2] 但在急诊室中运用精益思想和技术时要考虑当地文化以及领导和一线人员的参与,并且要持续关注精益理念的核心。

手术室。马诺斯(A. Manos)等人在2006年提出可以将精益思想和方法运用到手术室中。[3] 沃尔德豪森(J. H. Waldhausen)等人于2010年将其实际应用到手术门诊中,并对它能够提高病人和医生的满意度进行了论证。[4] 后续的几年中,在精益方法手术室中的应用有了更多的案例研究,但是这些研究更多地局限在手术室流程改善方面。

除此之外,精益思想和理念在医院其他部门的应用也较为显著。阿莱达(O. Al-Araidah)等人运用精益思维减少或消除医疗活动中的不增值部分,使药房循环时间缩短45%。[5] 戴斯(B. Das)对印度一家医院新实验室的建立中采用了精益全面质量管理准则进行了研究。[6]

① Miller M J, Ferrin D M, Szymanski J M. *Simulating Six Sigma Improvement Ideas for a Hospital Emergency Department*. Proceedings of the 2003 Winter Simulation Comnference. Chink S, et al. (eds.). 2003: 1926-1979.

② Al Owad A, Karim M A, Ma L. Integrated Lean Six Sigma Approach for Patient Flow Improvement in Hospital Emergency Department//Kim Y H, Yarlagadda P. *Research in Materials and Manufacturing Technologies*, Pts 1-3. 2014: 1893-1902.

③ Manos A, Sattler M, Alukal G. Make healthcare lean. *Quality Progress*, 2006, 39(7): 24-30.

④ Waldhausen J H, Avansino J R, Libby A, et al. Application of lean methods improves surgical clinic experience. *Journal of Pediatric Surgery*, 2010, 45(7): 1420-1425.

⑤ Al-Araidah O, Momani A, Khasawenh M, et al. Lead-time Reduction Utilizing Lean Tools Applied to Healthcare: The Inpatient Pharmacy at a Local Hospital. *Journal for Healthcare Quality: Official Publication of the National Association for Healthcare Quality*, 2010, 32(1): 59-66.

⑥ Das B. Validation Protocol: First step of a lean-total quality management principle in a new laboratory set-up in a tertiary care hospital in India. *Indian Journal of Clinical Biochemistry*, 2011, 26(3): 235-243.

以上文献表明精益理念和技术在医院主营业务部门(包括急诊部门、手术室、药房和实验室等)中已经得到较为广泛的应用,并取得了不错的成果。

(二)在医院管理中的实践应用

医院设备管理。米勒在 2003 年提出运用精益六西格玛(LSS)思想来进行新设备测试。[①] 尼古拉斯(Nicholas)则提出将集成的精益方法运用于原设备的再设计,以便更加符合病人的需求。[②] 这些研究表明,精益思想在医院设备管理中从最开始类似于工厂的设备管理,到后来结合了医院设备的特点,产生了变形,也更好地适应了医院的需求。

财务成本管理。考德威尔(C. Caldwell)于 2006 年指出降低由质量成本、流程成本等组成的医院组织成本的有效方法就是运用精益六西格玛。[③] 艾哈迈德(S. Ahmed)等人也提到精益六西格玛可以用来减少对病人财务服务的收费。[④] 精益六西格玛方法与财务成本管理相结合使精益技术应用的范围进一步扩大。

除此之外,精益思想理念在档案管理等其他医院管理方面也有所应用。

第二节　精益思想在国内医疗领域的发展和应用

早在 1997 年,中国第一汽车集团公司职工医院根据医院特点将丰

---

① Miller M J, Ferrin D M, Szymanski J M. *Simulating Six Sigma Improvement Ideas for a Hospital Emergency Department*. Proceedings of the 2003 Winter Sitaulation Conference. Chink S, et al. (eds.). 2003:1926-1979.

② Nicholas J. An integrated lean-methods approach to hospital facilities redesign. *Hospital Topics*, 2012, 90(2):47-55.

③ Caldwell C. Lean-Six Sigma:Tools for Rapid Cycle Cost Reduction. *Healthcare Financial Management:Journal of the Healthcare Financial Management Association*, 2006, 60(10):96-98.

④ Ahmed S, Manaf N H A, Islam R. Effects of Lean Six Sigma Application in Healthcare Services:A Literature Review. *Reviews on Environmental Health*, 2013, 28(4):189-194.

田的"精益生产"改进、移植到医院管理中来,提出"精益服务"的概念。[①] 但是,直到 2006 年,精益医疗方面的相关文献才又开始出现。大部分研究文献关注精益医疗思想、理念、方法的介绍推广,少部分文献涉及精益思想、方法在医院不同部门的应用。

一、精益思想理念方法在国内医院中的诠释推广

邓国标等人从精益服务角度入手,通过对医院门诊服务的案例分析,提出构建精益服务。[②] GE 医疗(中国)集团介绍了丰田汽车公司实施精益管理方法体系,举例说明了医疗行业引入精益管理的必要性和良好效果及带来的启示。[③] 也有研究从建筑方面介绍了精益思想在医院建设中的应用。[④][⑤] 这个阶段是精益思想理念方法在医疗领域的引入阶段,大部分文献集中在对精益思想的简单介绍上,没有更加深入的研究。

二、精益思想理念方法在国内医院中的实践应用

我国医院在业务层面共有 65 篇关于精益管理的相关论文。按照现代医院的业务性质,可分为精益思想在住院部(7 篇)、手术室(13 篇)、药房(24 篇)、门诊部(18 篇)以及其他部门(3 篇)的应用。各部分所占比例如图 2-2 所示。

---

① 参见林聚奎、赵敏杰、师锦波:《医疗试行"精益服务方式"的探索》,《中华医院管理》1997 年第 6 期。

② 参见邓国标:《在医院门诊打造精益服务》,《中国医院管理》2006 年第 7 期。

③ 参见袁进:《丰田汽车公司实施精益管理对医疗行业的启示》,《中华医院管理》2009 年第 2 期。

④ 参见 Brus W, Etcher J.《精益实证——加拿大医院建筑设计的新模式》,《中国医院建筑与装备》2011 年第 7 期。

⑤ 参见赛帝:《精益设计——医院建筑设计的新潮流》,《中国医院建筑与装备》2012 年第 7 期。

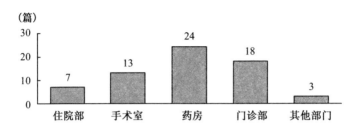

图2-2　精益思想在各部门应用中文献数量所占比重

（一）精益思想在医院主营业务中的应用

住院部。在这一部门的应用主要集中在流程改善方面,包括面向患者和面向护士的这两类流程。在面向患者的改善中,运用FEMA分析住院流程中影响患者安全的危险因素,改善了流程缺陷。[1][2] 在面向护士的流程改善中,用5W1H法分析了护士护理流程中的不足,提出了具体改进措施。[3] 由此可见,精益思想、理念在住院部各项流程改善中应用效果很好,但是,除了流程改善,并没有涉及住院部其他方面的研究。

手术室。这里的应用可分为手术室的流程改善和质量管理两类。手术室的流程改善研究了手术整体和各环节的流程[4][5],提升了工作效率。而手术室的质量管理则是对手术室护理质量的管理和手术器械的质量管理。

药房。在药房中的应用可分为流程、库存、质量控制、信息系统和窗

---

① 参见孙娜、孙进：《基于精益六西格玛的患者入院流程改造研究》,《中国卫生质量管理》2012年第4期。

② 参见黎瑞红、何荣华、李亚玲等：《精益管理在住院病人入院教育中的应用》,《郧阳医学院学报》2010年第2期。

③ 参见耿仁文、朱宏、廖四照等：《运用精益理论研究影响平均住院日因素》,《中国医院》2008年第10期。

④ 参见杨贤云、梅正平、郭廷萍等：《精益管理在地市级医院手术室流程管理中的应用》,《中国医院管理》2011年第9期。

⑤ 参见汪兆平：《手术室增效》,《中国医院院长》2007年第16期。

口排队五个方面。在这些研究中应用了群策群力方法(Work-out)①、准时化(JIT)药品供应方式②和药品 ABC 分类法③等精益方法。可以看到,精益管理在药房的应用比较成熟和广泛,从原因上来看,药房类似于企业库存的运作模式,便于精益思想技术的直接移植。

门诊部。这一部门的研究包括内科间会计电子流程设计、有对门诊输液系统的流程改善、外科门诊手术中的质量管理以及门诊预约与排队管理系统④、门诊患者就诊流程、数字化门诊中的精益管理。此外,关于门诊与预约管理系统的研究中深入地应用了运筹学的方法,这是精益思想与其他学科的组合应用。

其他部门。精益管理的方法也被应用于其他的一些部门,包括急诊室、放射科、检验科等科室。但是,在病理科和理疗体疗科等部门和科室还未见应用的实例。

(二)精益思想在医院管理中的实践应用

精益思想在医院管理中主要应用在财务管理、设备管理和档案管理等方面。

财务管理。精益财务管理注重成本核算,改善成本控制中存在的问题,帮助医院管理人员、缩短决策周期。⑤⑥

设备管理。利用精益管理方法,解决医院耗材及设备进货、储存问

---

① 参见招艳、黄腾花、容玉仪等:《精益管理在住院药房调剂流程改造中的应用》,《中国卫生产业》2012 年第 24 期。

② 参见栾伟、郭绍来、孙惠娟:《精益管理在我院药库管理中的应用》,《中国药房》2011 年第 5 期。

③ 参见范开华:《精益管理在我院药品库房的实施及体会》,《中国药房》2011 年第 25 期。

④ 参见朱相鹏、苗瑞、江志斌:《基于精益思想的门诊预约与排队管理系统》,《工业工程与管理》2009 年第 6 期。

⑤ 参见杨志贤、杨琴:《构建公立医院精益财务管理体系的探讨》,《中国卫生经济》2014 年第 3 期。

⑥ 参见刘明、赵东海、曲海燕等:《运用精益管理模式提高医院财务管理效率》,《大家健康(学术版)》2014 年第 2 期。

题,达到绩效最大化。①

档案管理。针对当前病案管理中常见的病历书写不规范、病历归档不及时等问题,应用精益管理改进病案流程,使病案缩微数字化和病案管理信息化等,提升了病案管理水平。②

第三节　结论与展望

经过十几年的演化和发展,无论在国外还是国内,精益思想在医院的主营业务和管理方面均有了不同程度的推广和应用。精益医疗在国内外的发展都说明了精益思想、理念、方法在医疗领域的应用是可行的,并为它的进一步推广做了铺垫。在国外,精益思想、理念、方法在医疗方面的应用大致经历了初步导入、全面推广、精益医疗体系的形成和完善三个阶段。在国内,精益思想、理念和方法也经历了在医院领域的引入和初步应用的过程,但是,大多数研究仍停留在介绍理念和方法,在医院主要业务领域的应用还不够广泛,尚未形成比较完善的体系。

当然,我们也要考虑到造成目前国内"看病难、看病贵"现象的体制机制原因,以及中国医疗资源和医疗保障制度的现实状况,下一步的研究重点应是如何进一步提升医疗运作效率、构建完善的精益医疗体系、精益管理与仿真等其他跨学科技术的集成应用以及精益管理与中国的医疗保障制度、医疗资源分配体系的有机结合等。

---

① 参见李世俊、张楠:《关于医院医疗器械精益管理的研究》,《中国医疗设备》2009 年第 5 期。

② 参见陈琳、袁波、杨国斌:《医院医疗保险管理中的精益管理》,《解放军医院管理》2013 年第 9 期。

第三章 精益思想在国外医疗行业的应用

The Implementation of Lean Thinking in the Overseas Healthcare Industry

医疗机构面临着应对全球化的人口老龄化、对生活方式引起的疾病的长期护理(如糖尿病、心脏病、一些癌症等)以及来自减少的政府公共服务开支的压力。[①] 随着医疗成本不断上升,如何提高医院的服务效率,以最少的成本提供最优质的服务,是包括中国医院在内的所有医疗机构面临的一个重要挑战。在医疗服务方面,由于流程设计的问题,导致重复服务、病人长时间的等待和服务的延迟等,没有使病人得到最好的结果[②],现有资源没有得到充分的利用。

自从 20 世纪以来,工业界使用了大量的创新工具来提高运营效率。精益思想是在工业界广泛应用的一种创新路径。它提供了一种系统化的方式来促进不断的过程创新。[③] 精益思想来自于日本丰田公司,但是可以被追溯到早期的福特汽车公司。[④] 本章通过文献综述探索精益思想在国外医疗行业的发展及应用。

---

① World Health Organization. *Primary Health Care Now More Than Ever*, Geneva, WHO, 2008.

② Van Den Heuvel J, Does R J M M, De Koning H. Lean six sigma in a hospital. *International Journal of Six Sigma and Competitive Advantage*, 2006, 2(4): 377-388.

③ Koning H, Verver J P, Heuvel J, et al. Lean Six Sigma in Healthcare. *Journal for Healthcare Quality*, 2006, 28(2): 4-11.

④ Ford H, Crowther S. *Today and Tomorrow*. Cambridge, MA: Productivity Press, 1926.

第一节　精益的由来

精益也叫精益思想和丰田生产系统。它是以丰田公司的成功实践为代表的,由战略指导原则和运营方面的一系列工具组成的流程再造哲学。克拉夫西克(J. Krafcik)在试图解释丰田比其西方竞争对手更成功的原因时,首次提到"精益生产"这个词。[①] 最初的关于精益的系列研究基于对丰田公司在福特公司经验基础上发展的管理实践,比如流水线生产、标准化、准时化生产和质量控制。[②][③][④]

在丰田和其他日本公司发展的精益生产里,精益是一个包括用于减少浪费、同步工作流程、控制生产流程中的变化的原则、实践、工具和技术的综合系统。精益并非只是一系列工具,而是一种复杂的系统的思想体系和管理哲学。与传统的商业理念"以正确的方式做事"不同,精益强调从一开始就"做正确的事"。做正确的事包括精简和标准化所有的活动以进行最佳实践,使产品或服务成为对顾客是有价值的。

精益中的一个重要概念是把活动分为有附加值和没有附加值两类。附加价值活动被认为是满足顾客对产品或服务的需求的活动,所有其他的活动被认为是没有附加值的活动。通过使用精益工具比如价值流图,来找出那些没有附加值的活动和瓶颈,并为解决这些问题提供标准化的解决方案。

精益也被定义为一个系统,这个系统要求以较少的时间,较少的人力支持,较少的成本、较少的空间、伴随较少的受伤和较少的错误来创造

①　Krafcik J. Triumph of the Lean Production System. *Sloan Management Review*, 1988, 30 (1): 41-52.

②　参见[美]詹姆斯·P.沃麦克、[英]丹尼尔·T.琼斯、[美]丹尼斯·鲁斯:《改变世界的机器》,余锋、张冬、陶建刚译,机械工业出版社2015年版,第30~51页。

③　Womack J, Jones D. *Lean Thinking: Banish Waste and Create Wealth in Your Corporation*. New York: Simon & Schuster, 1996: 15-90.

④　Womack J P, and Jones D T. Lean consumption. *Harvard Business Review*, 2005, 83(3): 58-68.

一个能完成更多和更好的组织。① 精益理念提出后,在制造业得到广泛的应用。

随着医疗机构对绩效改进的需要,精益已经不再是制造业的专利,医院成为应用精益的一个重要主体。从最初的精益思想在医院的应用文献出现到现在已经有 10 多年的历史②,到目前精益已经在世界范围内被医疗组织广泛地应用,比如,美国的医疗改进研究院、英国的国民保健服务联盟(NHS)以及创新和改进研究院在 2005～2007 年开始推广使用精益思想。③

第二节　精益在医疗行业的含义

在医疗行业,精益常常被称为"精益医疗管理系统"④,或更简单地称为"精益医疗"⑤。对医疗行业而言,精益是一个由消除浪费(不能给顾客/病人提供增加值的步骤,如中断、延迟、错误等)来改进病人、信息或货物的流动组成的改进方法。从两个渠道可以理解精益的含义。一是从精益思想里提出了 7 种典型的浪费,即搬运、库存、多余动作、等待、过量生产、多余工序、不良品。与制造业相比,医疗机构的常见浪费有其自身特点(见表 3-1)。

---

① Waring J J, Bishop S. Lean healthcare: Rhetoric, Ritual and Resistance. *Social Science & Medicine*, 2010,71(7): 1332-1340.

② Thompson D N, Wolf G A, Spear S J. Driving Improvement in Patient Care: Lessons from Toyota. *Journal of Nursing Administration*, 2003, 33(11): 585-595.

③ Reijula J, Tommelein I D. Lean Hospitals: A new Challenge for Facility Designers. *Intelligent Buildings International*, 2012, 4(2): 126-143.

④ Poksinska B. The Current State of Lean Implementation in Health Care: Literature Review. *Quality Management in Healthcare*, 2010, 19(4): 319-329.

⑤ Waring J J, Bishop S. Lean healthcare: Rhetoric, Ritual and Resistance. *Social Science & Medicine*, 2010,71(7): 1332-1340.

表 3-1　　　　　　　　　　医疗行业的浪费①

浪费类型	描述	医疗行业的例子
1. 搬运	不必要地搬运物品	• 医生或护士走到病房的另一端去拿记录 • 把常用的物品集中到设备中心发放来取代把物品放在使用的地方附近
2. 库存	正在进行的工作库存信息太多,或病人排队等待	• 把没有使用的多余物品放在储藏室 • 病人等待被安排出院
3. 多余动作	不必要的人员活动、穿梭、步行和寻找 东西没有放在正确的地方 东西不方便获得	• 人员不必要的到处寻找文件 • 在每个诊室缺乏必要的基础设施
4. 等待	因为等待人员、设备或信息,人们不能进行他们的工作	• 等待病人、手术人员、检查结果、处方和药物 • 等待医生安排病人出院
5. 过量生产	生产超出需要,或早于下一个流程的需要	• 要求不必要的病理检查 • 为了以防万一让病人不必要的化验 • 过度医疗
6. 多余工序	执行没有增加值的不必要的步骤	• 重复的信息 • 多次重复询问病人的细节
7. 不良品	由于错误的流程而返工 因为没有在第一次就提供正确信息,导致重复地做一件事	• 试验室样本丢失 • 因为正确的信息没有被提供而重复地修正 • 药品的不良反应

另一种方式是从精益的 5 项原则来理解精益医疗(见表 3-2)。

---

① Westwood N, James-Moore M, Cooke M. *Going Lean in the NHS*. NHS Institute for Innovation and Improvement, 2007.

表 3-2　　　　　　　　　　**精益的 5 项原则①②③**

原　　则	对医疗行业的意义
1. 提供患者实际期望的价值。价值是任何能改进病人的健康、幸福和体验的活动。	在提供给顾客的价值方面,医疗行业需要识别并达成共识。任何能改善治疗和体验的事情是增加价值的,其他的则是浪费,比如更少的等待和延迟、更好的结果、更少的副作用。医疗行业也需要识别顾客是谁。不仅包括患者,其他的顾客也需要被考虑到。
2. 识别每一项医疗服务的价值流或患者的行程,消除所有浪费的步骤。这是要求给患者提供价值的行动的核心部分。	这包含从开始进入医院到离开医院的所有行程。识别增加价值的步骤并提高治疗的质量。
3. 使流程和价值流动。协同医院的流程来促进和信息的平滑流动。	这意味着避免排队和被批量处理、避免多次转诊、除去所有阻碍最快和安全的医疗实践流程的障碍。
4. 让顾客来拉动。顾客应该开始拉动需要的产品或服务。医院应该使用必需的资源来根据需求提供医疗服务。	医院需要的行程里创造拉动。行程的每一步必须拉动人员、技巧、材料和信息在需要的时候指向它。这意味着响应需求,而不是交接,并把他们从一个部门或病房推到另外一个。比如,一个病房主动打电话安排下一个,而不是等待上门。
5. 通过持续发展和修改流程追求完美。没有附加值的活动将被从价值链中清除,因此服务顾客所需的步骤的数量、时间的要求和信息持续减少。	完成他们的护理和治疗:伴随着最好的效果、没有错误、准时、没有延迟。实现这一点要求医疗机构有一致和可靠的流程。

①　Westwood N, James-Moore M, Cooke M. *Going Lean in the NHS*. NHS Institute for Innovation and Improvement, 2007.

②　Joosten T, Bongers I, Janssen R. Application of Lean Thinking to Health Care：Issues and Observations . *International Journal for Quality in Health Care*, 2009, 21(5)：341-347.

③　Radnor Z J, Holweg M, Waring J, Lean in Healthcare：The Unfilled Promise? *Social Science & Medicine*,2012, 74(3)：364-371.

通过上述原则与解释,可以看出,精益医疗是围绕患者的需求提高医院效率与质量的重要管理哲学。有很多工具支持这一体系的落地实施。

第三节 实施精益的工具

表3-3列出了5类常用的支持精益实施的工具。通过这些工具我们也可以了解在实践中精益如何解决问题。

表3-3 常用的精益工具①

1. 价值识别工具

卡诺模型(Kano model)	用于识别的基本因素的方法(顾客在这里期待什么——比如,在酒店里干净的床单),绩效因素(比如提供服务的速度、使用方便程度),以及愉悦因素,指并不是顾客期待的但它们的存在可以导致喜悦,比如在酒店房间里为客人摆放的鲜花。
帕累托分析法(Pareto analysis)	根据帕累托原理,认为80%的问题是由20%的因素导致的。帕累托分析是一种工具,可以帮助组织确定并优先解决问题。

2. 流动准备工具

节拍时间(Takt time)	使生产的步伐与需求的步伐一致。比如,你的客户需求是每天7辆车,你有7小时可用时间,那么,节拍时间就是每小时1辆车。
5S法	一种标准化的结构性方法。其目标是减少了寻找东西而浪费时间,提高可视性。5S包括清理、整顿、清扫、标准化、培训与自律。
规范工作(Standard Work)	所有的工作必须规范和明确。正是这种标准化的工作,提供了一个持续改进的平台。

---

① Burgess N J. *Evaluating Lean in Healthcare*. Warwick Business School, University of Warwick, 2012.

续表

全面生产维护(TPM)	TPM超越了故障维修观念,聚焦在预防故障,通过有预见的和有计划的机器设备保养来延长设备的使用寿命并减少由于设备故障导致的停工时间。
缩短设备工装更换时间(Changeover reduction)	这个方法是要将更换时间降至最低。
小型机器(Small machines)	使用小机器通常意味着资金支出较小,由于它们更容易移动,工艺布局上更容易减少浪费。
需求管理(Demand management)	用于管理和预测对产品和服务的需求来促进流动。

3. 映射和分析工具

价值流图(Value stream mapping)	价值流是目前将产品实现所需的所有行动(包括增值和非增值)。有助于人们获得材料和信息流的整体画面,而不是分散的操作和过程。
流程图(Process mapping)	重点在于流程层面的活动。
意大利面图(Spaghetti diagrams)	往往用来直观地说明产品或服务的流程,比如工作过程中护士行走路线,所得到的图像常常像一堆煮熟的面条。

4. 质量保证工具

防错法(Pokayoke)	是一个防错的过程,使错误几乎不可能发生。
目视管理(Visual management)	目视管理的概念是使工作场所中的任何人(甚至是那些不熟悉工作的)一看就明白运行的现状。

5. 改进工具

PDCA	也被称为戴明循环,PDCA是持续改进循环"计划、做、检查、行动"的缩写。计划指理解问题,做是指试点方案实施,检查是指检查测量试点方案的有效性,行动是指完全实施这一方案。
改善活动/快速改进活动[Kaizen events/rapid improvement events(RIEs)]	Kaizen是指基于小增量改进活动的改进变革。一个Kaizen活动是指一个跨部门的针对一个特殊流程的持续3~5天的短期的改进行动。
根本原因分析法(Root causes)	一个找出根本原因的问题分析过程。5W分析是一个找出根本原因的常用工具,类似鱼骨图。

这些工具有些是在国内医疗行业得到广泛应用的,如 PDCA 循环,有些对国内医院管理者来说则是相对新鲜的。可以预见,通过实施精益,医疗机构的管理者也将同时掌握很多实用的管理技术,对于提高医疗机构的运营管理水平有着积极意义。

第四节　精益的实施路径及影响精益实施成功的因素

精益的实施路径与很多管理改进项目是类似的。包括识别问题、设置目标、了解现状、找出浪费和解决方案、实施、定期评价结果、进一步改进标准化工作、再评估进入下一个循环(见图 3-1)。

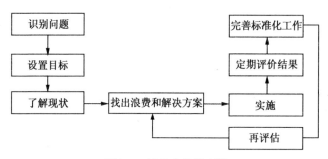

图 3-1　精益实施模型[①]

在文献里有如下因素已经被识别为影响精益成功的因素:领导层对精益强有力的支持;使精益适应医疗行业的情况,理解在医疗行业的价值和顾客是什么;通过理解端到端流程观点来识别和清除浪费;关于精益原则和方法的人员培训和参与;测量和奖励与精益实施目标关联;匹配需求和服务能力水平来促进流动;把精益视为一个价值系统来实施用于每天工作的改进;员工对精益的信心;先前成功实施质量改进的经历;实施人员的能力;组织内部协同,沟通;信息系统的支持;有长期的实施计划确保人们对精益的关注;组织内全面实施;有迫切但实际的目标和

①　Radnor Z. Transferring Lean into Government. *Journal of Manufacturing Technology Management*,2010, 21(3): 411-428.

方向及实用的解决方案;以顾客为关注焦点(包括病人和员工的价值创造和改进);来自医院外部对实施的支持;员工参与;为实施提供必要的资源;及时准确的数据;医生的理解支持和合作;团队合作;培训;支持变革的医院文化等。[1][2]

第五节　精益实施的效果

精益已经在世界范围内有很多成功的例子,通过精益的实施帮助医院提高了临床的质量、安全和效率。[3] 比如,通过实施精益项目,著名的梅澳医院的临床肿瘤中心加速了临床试验方案的发展和批准,其内部的临床试验方案的发展和批准平均时间从 25 周降到 10.15 周,来自外部的临床试验方案的发展和批准平均时间从 20.61 周下降到 7.79 周。[4] 梅澳的手术室提高了准时开台率,减少了下午 5 点后的手术,节省了非手术时间、员工加班和手术室,并实现了可持续的良好财务收益。[5] 包括美国、加拿大、澳大利亚等国家的 15 家医院的急诊部门通过实施精益项目,缩短了急诊患者的等待时间、停留时间。[6] 澳大利亚弗林德斯医

① Al-Balushi S, Soha A S I, Singh P J, et al. Readiness Factors for Lean Implementation in Healthcare Settings-A Literature Review. *Journal of Health Organization and Management*, 2014, 28 (2): 135-153.

② Andersen H, Røvik K A, Ingebrigtsen T. Lean Thinking in Hospitals: Is There a Cure for the Absence of Evidence? A Systematic Review of Reviews. *BMJ Open*, 2014, 4(1): e003873.

③ Cheng S Y, Bamford D, Dehe B, Papalexi M. Healthcare "Single Point of Access" and the Application of Lean. In European Operations Management Association(EurOMA) Conference, Palermo, Italy, 20-25 June 2014.

④ McJoynt T A, Hirzallah M A, Satele D, Pitzen J H, Alberts S R, Rajkumar S V. Building a Protocol Expressway: The Case of Mayo Clinic Cancer Center . *Journal of Clinical Oncology*, 2009, 27 (23): 3855-3860.

⑤ Cima R R, Brown M J, Hebl J R, et al. Use of Lean and Six Sigma Methodology to Improve Operating Room Efficiency in a High-volume Tertiary-care Academic Medical Center. *Journal of the American College of Surgeons*, 2011, 213(1): 83-92.

⑥ Holden R J. Lean Thinking in Emergency Departments: A Critical Review. *Annals of Emergency Medicine*, 2011, 57(3): 265-278.

学中心通过精益项目在同样的预算、使用同样的设施、员工和技术前提下,成功增加了 15%～20% 的工作量的同时安全事故的发生率下降了。① 弗吉尼亚梅森医学中心通过减少浪费创造了足够的服务提供能力,取消了需要额外购买百万美元的设施的支出。② 另外,实施精益减少了临床错误,提高了患者和员工的满意度③,还可以实现减少库存、提高成本效率,提高员工之间的沟通和团队合作等。④

第六节 展 望

从文献报道看,精益思想可以成为提高医疗行业质量、安全与效率的有力工具,但精益的成功实施取决于很多因素,还需要医院管理者的积极实践与探索。与制造业相比,精益思想在医疗行业的应用仍然处于起步阶段。在当前国内公立医院改革不断深入的背景下,医疗行业竞争及生存压力不断增强,公立医院必须在以更低的成本实现更高的效率,为病人及社会提供更好的服务方面做更多的努力,精益医疗无疑是一种有效的手段。可以预见,精益医疗思想在未来将为越来越多的医疗机构所了解和接受,并将在实践中不断得到完善与发展。

---

① Gubb J, and Bevan G. Have Targets Done More Harm Than Good in the English NHS? *British Medical Journal*, 2009, 338(7692): 442-443.

② Womack J P, Jones D T. Lean Consumption. *Harvard Business Review*, 2005, 83(3): 58-68.

③ Cheng S Y, Bamford D, Dehe B, Papalexi M. Healthcare "Single Point of Access" and the Application of Lean. In European Operations Management Association(Eur OMA) Conference, Palermo, Italy, 20-25 June 2014.

④ Reijula J, Tommelein I D. Lean Hospitals: A New Challenge for Facility Designers. *Intelligent Buildings International*, 2012, 4(2): 126-143.

第四章　医院未来的竞争力在精益服务

The Future Competitiveness of Hospitals Lies in Lean Service

在现今社会里,由于人口老龄化以及医保补助有限,使得医院经营面临着许多困境;医疗产业是项极为特殊的产业,除了牵涉复杂的流程、专业的医疗人员以及精密的仪器,还需要直接面对病人。整个医疗流程顺畅与否直接关系到医院整体的营运发展,不得不加以重视。所以借由精益管理在医疗机构的应用,以价值流程分析,减少体制内不必要的浪费,提升医疗质量与安全,已经成为现今医疗机构最重要的课题。

第一节　精益(Lean)的意义

管理大师马克·格雷班(Mark Graban)说:"精益是一套工具、一种管理系统,它可以改变医院组织和管理的理念。"①美国南达科他州地区大学健康中心总裁弗莱德·斯隆内尔(Fred Slunecka)认为,"30% ~ 40% 的医疗保健都是浪费,所以简化流程与消除浪费是道德上极为迫切的"②。

---

① ［美］马克·格雷班:《精益医院:世界最佳医院管理实践》,张国萍译,机械工业出版社2011 年版,第1~2 页。
② ［美］马克·格雷班:《精益医院:世界最佳医院管理实践》,张国萍译,机械工业出版社2011 年版,第1~2 页。

一、对精益系统的认识

精益系统包括三个层次问题,其一为精,其二为益,第三为系统。"精"是指其精神在"追求全面品管,止于完善"表示"精益求精",亦即对于产品或服务"质量"(Quality)之持续性与永无止尽的追求。"益"是指其主旨在"消除各种浪费,创造真实价值及财富",表示"实实在在",在追求产品或服务之最大价值(Value)下,确实消除每一步骤与流程之浪费(Waste)。丰田生产方式基本思想就是彻底地排除浪费,或减少浪费以提升获利"系统",是指其根本为"追求全体上下游价值溪流(Value stream)创造产品的共荣、互利之整体活动",除代表系统性(Systematic)整体思维外,亦以整合上游与下游、整合内部与外部之价值溪流来达成效用之极大化为目标。

然而,医疗业为何要用精益?因医疗行业始终关注病人安全(Patient safety)、病人满意(Patient satisfaction)、员工满意(Employee,staff Satisfaction)、员工联结(Employee engagement)、周转率(Turnover)、生产力(Productivity)、空间利用(Space utilization)。

二、对浪费的认识

丰田汽车总裁张富士夫(Fujio Cho)将浪费定义为:任何超过生产所需之最低设备、材料、零件及人工等资源,即为浪费。"Muda"(浪费)是一日语词,指只吸收资源而未能创造价值在精益生产工作过程中所产生的,不论在时间上或制造上不具附加价值的事物,或者会消耗过多的人力、物料的事物都称为浪费。

- 第一类浪费:在现行技术及投资资产下,所不可避免的无价值步骤。
- 第二类浪费:有许多步骤是完全没价值而可立刻去除的。

精益所强调的是要利用质量改善来减少以下7种成本浪费(如表4-1所示)。要强调的是,仅仅专注在降低成本,不代表是减少浪费。浪费是指无法增加顾客或产品价值的活动。在医疗行业,即无法增加照护质量、病人满意度的行为或活动。

表4-1 浪费的类型①

类型	简单定义	医院案例
瑕疵(Defects)	不当的操作、检查错误与修正所花费的时间	手术器具的遗失、开立剂量或频次有误的处方
生产过剩(Overproduction)	做病人不需要或暂时不需要的事情	非必要的诊断流程
运输(Transportation or conveyance)	非必要的产品(病人、样本、材料等)移动	不适当的配置,如批价柜台离取药处很远、导管实验室离急诊室很远
等待(Waiting)	等待下一个流程的时间	因为流程的缺失导致员工等待、病人等待,或造成领药时间过长
库存过剩(Excess inventory)	因不必要的储存、移动、损坏、损耗而造成库存成本增加	过期的药品或耗材
行动(Unnecessary movement)	流程中非必要所造成人员的走动	不合理的调剂和配置,使得调剂药师每天大量地行走
过度处理或不正确的处理(Overprocessing or incorrect processing)	做没有价值或没有符合标准的活动	整理好从未使用的报表
人力资源(Unused employee creativity)	不支持、不倾听员工意见而对整体发展所造成的损失与浪费	员工灰心,不再为所工作的环境提出建言

---

① 参见王立志:《台湾医疗质量协会:精益医疗实务工作坊课程 PPT》,《PART1:精益思维与精益医疗基本观念》,2015-02-24.

第二节　精益系统思考法五大原理

一、就特定产品精密地确定其价值（Specify value）

精益系统以关键性起步点为价值，唯有最终顾客能界定价值，只有就某特定产品、在某特定时间、以特定价值来满足顾客需求时，才能表达出价值所在，因此，"正确地确定价值"为精益系统思考法的第一关键点。

二、确认每一产品的价值溪流（Value stream）

三个关键性管理工作：

● 解决问题任务，从概念开始，经详细设计、工程作业到新产品推出。

● 物理转化任务，把原材料变形为能交给顾客的产品。

● 信息管理任务，从接订单到排生产日程细节，直到交货。

确认每一产品的整体价值溪流，通常在这方面可发现有惊人的大浪费。

三、使价值畅通活动（Flow）无阻

把所有工作的基本步骤，都弄成一个"稳定、连续流程、无浪费之动作、无中断、不分批、无等待"的过程，使能创造价值的各步骤，成为一畅流。以前开发工作要经年，引进了畅流方式后只要几月；以前处理订单要花上几天的，现在只要几小时；传统实际生产周期时间要花上数周，甚或一周以上，现在只需几小时或数日即可。开发周期时间缩短一半，订单处理时间减少四分之三，生产时间减少了九成。

四、由顾客向生产者施拉力（Pull）

后拉式：后工程在必要的时候才到前工程领取必要的东西与必要的数量；只有在下游顾客需要某产品或服务时，所有上游的人才开始生产。"有需要的才做；然后要做得又快又好。"要了解这种"后拉式思考法"的逻辑和挑战，最好的方式是设想某真实顾客需要某真实产品，然后反推"生产者"所有必经的实践步骤。

五、追求完善（Perfect）

每家公司要迈向完善，必须兼采持续的突破性及渐进式改善两种方式。如果能用以上所谈到的一些机制做整体性分析，绝大多数价值溪流都可以有大幅度的改善。然而，要有效地追求突破性及渐进式的改善，则需善用精益化技术。

简言之，为了能达到完善的境界，主管必须能应用"价值确定、价值确认、畅流化及后拉式"四大原理。针对各特定产品来确定其价值，并确认价值溪流中每一步骤，然后引入畅流化，并由最终顾客（源头）后拉出价值来。如果能深入地了解，并实践精益系统思考法中最后一个原则——完善，则精益系统革命的潜力就能真正发挥出来了。

六、案例分享

【案例一】　就医案例①

近年来随着市场完全竞争压力的增加，无论企业或各种不同机构团体，纷纷提倡追求精益生产、精益管理、精益服务理想，期望作为提升机构价值与竞争力的良方；精益推动相关项目与活动如火如荼地展开，但能为企业或机构带来的效益却不容易评估，因此很容易被忽略甚至沦为主张与口号；关键因素在于未重视精益消费的文化与精神，就是没有重

---

① 参见黄宥宁：《医院精实服务》，《商业周刊》2014 年第 9 期。

视消费者购买产品的期待与真正能享受到的功效与乐趣,若不评估我们能为消费者创造多少具体价值,所有的改革可能都无法创造高价值的商业服务模式,仅重视"生产技巧"与"作业管理",虽仍可降低浪费,提升局部的效能,却忽略了"精益"真正的灵魂——精益文化塑造,不但对企业没有帮助,反而会磨灭团队创新的动能。

精益服务只有根据精益消费观点设计,精益管理才能创造更高的价值;普通百姓不幸患病后,除经济难以负担外,精神上的煎熬与折磨更是雪上加霜;未来的医院除了医疗技术不断进步外,最重要的竞争力还是医疗体系。要去重视病患的感受,并在规划医疗服务体系时,纳入病患就医期待效益、成本。仅以门诊就医经验,运用精益服务常用的价值溪流图,从到达医院至完成看诊离开医院的时间,从病患精益消费及医院精益服务提供角度,针对及考虑精益消费设计的精益服务进行分析比较,启发大家对精益管理认知,进而运用到工作或生活中。

1. 医疗服务价值溪流 CVSM,未考虑精益消费

病患看病时间长达 2.5 小时(150 分钟),如表 4-2 所示(未考虑精益消费的价值溪流表)。

表 4-2 未考虑精益消费的价值溪流表

时钟	时间	病患	挂号	医师	批价	药剂师
9:00		到达医院				
9:30	30 分钟	排队挂号				
9:35	5 分钟	挂号	排诊			
9:40	5 分钟	至门诊区				
10:20	10 分钟	等待看诊				
10:15	5 分钟	看诊		问诊开方		
10:20	5 分钟	到批价区				
10:40	10 分钟	等候缴费			依顺序	

续表

时钟	时间	病患	挂号	医师	批价	药剂师
10:50	5分钟	缴费			收费用 盖药章	
10:55	5分钟	走至取药处				
11:00	5分钟	待交处方				
11:05	3分钟	交处方				收处方
11:08	10分钟	等待				配药方
11:20	10分钟	排队				叫号码
11:25	2分钟	领药				审核发药
11:27		开车返家				

▨:等待时间80分钟,包括排队挂号、挂号、等待看诊、等候缴费、待交处方、等待叫号。

▓:移动时间15分钟,包括至门诊区、至批价区、走至取药处。

▨:处理时间25分钟,包括排诊、缴费盖章、交处方、收处方、配药方与审核发药。

▨:价值时间7分钟,包括看诊、领药。

患者有价值活动的时间比率(7/150 = 4.7%),服务(供给)端处理时间25分钟(25/150 = 16.7%),其他时间都是无效时间,都是浪费的时间。

未考虑精益消费 CVSM(Current Value Stream Map)现有价值溪流图,医疗机构尚未有网络或电话预约机制,患者必须亲自到达医院排队进行挂号,挂号所用时间由当天人数及窗口处理速度决定,等待过程相信大部分人心里是焦躁不安的,30分钟感觉像3小时,"排队容易产生焦虑",这就是所谓的"烦心时间",是指因心情不安烦躁感受到的时间会较实际时钟的时间长。挂号时要依医师当天看诊人数的限制进行选择,如果医师当天看诊人数已经超过,还可能会安排到其他日期;如果幸运能排到当天看诊就可以直接到门诊室候诊,随着医师看诊的顺序等待。大家都会希望赶快轮到自己,在紧张又期待的心情下听到呼叫自己姓名,才可以进入诊疗室展开医师的问诊,这是最珍贵的时间。在此期间患者会期待医师能充分了解掌握病情,并能详细告知最快速又有效的治疗方案。看诊过程及质量往往会是就医满意的关键之一,但就医相关的程序顺畅与否对病患者心情的影响绝不可忽视。接着完成看诊后到批价柜台等候批价,批价完成后再至缴费柜台进行缴费,缴费完成会在药方单上盖章,走至药房出示药方笺由药剂师进行配药,领取药品完成本次就诊,然后到停车场开车返家,整个过程所花费时间即为就医耗用时间。在整个过程中对患者具有直接价值的是看诊时间 5 分钟以及领药时间 2 分钟,有价值时间比率仅为 4.7%,表示从时间有效运用衡量病患付出与收获有价值比率只有 4.7%。

2. 医疗服务价值溪流 FVSM——以精益消费设计

患者看病时间可以从原来的 2.5 小时缩短到 40 分钟以内(如表 4-3),病患有价值的活动时间比率(7/40 = 17.5%),服务(供给)端处理时间 9 分钟(9/40 = 22.5%)。

病患在院停留时间缩短,医院看诊周转率提高(150/40 = 3.75 倍),等待空间可大大节省,成本降低,提高服务效率。

表 4-3 　　　　　　　考虑精益消费价值溪流表

时钟	时间	病患动作	系统	医师	批价	配药	药济师
		挂号	排号显示	预约			
10:00		依约到院					
10:10	10 分	等待看诊					数位显示
10:15	5 分	看诊	计价	问诊开方			
10:18	5 分	至批价区	处方处理	打印药单		配药	
10:23	5 分	等候缴费			依序		
10:25	2 分	缴交费用			收费		缴费显示

续表

时钟	时间	病患动作	系统	医师	批价	配药	药济师
10:27	2分	走至药局					
10:30	3分	等待叫号					数位显示
10:32	2分	领药					审核发药
10:40		开车离去					

　　:等待时间18分钟,包括等待看诊、等候缴费、等待叫号。

　　:移动时间7分钟,包括至批价区、走至取药处。

　　:处理时间9分钟,包括处方处理、打印药单、配药的同步处理及收费与审核发药。

　　:价值时间7分钟,包括看诊、领药。

　　以消费者价值出发点的未来价值溪流图(Future Value Stream Map, FVSM),将许多消费者不可控制因素消除,就如现在已经很普遍的网络挂号,动态地将医师已经挂号名额显示,让就医者可以透过手机或计算机从网络掌握想看诊的医师时间与剩下名额,选择自己最适当时间并选择适当医师,系统也会进行看诊顺序安排与看诊时间(如挂58号于上午10时10分到)规划回报,患者依规划时间直接到门诊室候诊即可。尽管每位患者症状不同及遵守时间习惯不一,一般依约定时间到达诊疗室误差不会太大,只要稍待片刻,进行血压、脉搏、身高、体重定期测量后就可进行关键的医师诊疗,完成诊疗后医师在系统上开具处方,同时发布至批价及取药处,并打印诊疗相关凭证,患者即可直接到缴费柜台排队缴费,或在各楼层的自助柜台缴费。取药处也在调系统传来的处方,同步进行拣药配药作业,取药处"配药点"也会依实时的处方签数量,通知取药处增减。当患者完成缴费后至取药处时,药已经包装好了,系统会在同时接受到拣药、配药完成通知,并自动显示可以领取药品的号码,患者依序进行药品领取并接受用药指导就完成了看病程序。依据FVSM分析,消费者(患者)只要花费40分钟就可以完成就诊,有价值活动时间依旧是 7 分钟,占整体作业时间的 17.5%,较未进行精益服务时的 4.7% 提升 3 倍多,但如果强调管理面服务供应端投入的成本,未考虑精益消费时间为 25 分钟,考虑后的精益消费时间为 9 分钟,较未进行精益服务时提升了 2.7 倍,另外,提供精益服务的医院因患者停留在医院的时间平均降低至原来的 26.7%,医院服务同样患者人数空间可以大幅降低,甚至停车场的周转率都可以提高,就医就更为方便。医院还可以设计具浓郁文化氛围的宣教走廊、购物商店等,以排解患者及家属无聊的等待时间,也为医院创造营业外收入,此乃一举数得。

【案例二】急诊室案例①

环境的快速变迁意外频传,使得民众对急诊有着高度的期待。但近年来急诊壅塞严重,至少五成以上患者超过建议的平均等待时间,造成延误就医的问题,而造成此壅塞的情形主要是因为急诊流程的变异和有限的医疗资源。为给医院决策者提供最佳的解决方案,在医院利用导入精益(Lean)管理观点进行流程设计并结合离散事件模拟。其中,为了减少患者的等待时间和使流程间能连续流动,有些无价值作业或流程进行合并并形成医疗单元工程(Cell),而仿真模式则是用以实行精益系统的工具,且考虑到病患到达、医护人员诊疗及检查检验时间的随机性,因此以优化来求解系统中医师、护理人员的配置以及等待区(Buffer)上限。

除了将检伤及理学检查合并成为一个流程,并与静脉内注射或动脉抽血形成单元工程 1 外;X 线或心电图、医师判读和给药形成单元工程 2。其最佳人力资源分配结果为:各单元工程内各有 2 名医师及护理人员,而单元工程前的等待区与待床区则分别设置 2、10、53 个床位数。其中标准化的清空病床使患者能够有节奏地进入病房,让整个急诊的流程更加稳定。比较分析发现,急诊门诊患者及急诊住院患者在平均等待时

① 参见卓儒君:《以精实管理及模拟优化求解医学中心急诊室流程设计问题》,台湾成功大学制造资讯与系统研究所博士学位论文,2012 年。

间上分别改善了 59.29% 和 49.61%。因此,以精益管理应用在医学中心急诊部不仅能够更好地管理,也能增加患者的消费价值及消除系统中的浪费。借用精益(Lean)在制造业创造生产流程精细化的成功经验,医院经营理念也应走向精益,以减少不必要的浪费与错误。

第三节 信息化的需求

不管是就医流程还是急诊流程,都包含医师频繁走动及安排患者疗程的时间,具有繁杂性。医技科室与门诊科室及住院科室间的工作串联,在院内都可以以射频(Radio Frequency Identification,RFID)辨识技术或条形码与服务导向架构(Service-Oriented Architecture,SOA)开发,发展疗程管理及生理感测两大功能,运用信息化技术改善传统纸质重复抄写与找寻等繁杂作业,增加工作效率与降低纸张成本,并配合穿带行动装置增加实时使用、实时监控的效能。结合 RFID,让使用者可以在任何地方、任何时刻都能接取网络,随时随地都能使用网络的资源,打破资源地域时空限制,快速辨识患者,测量人体血氧、脉搏等生命迹象,以及整合文字、数字、图形、影像、音频、视讯等各种数据形式,来处理并传送患者的基本数据、检验报告、生理参数与讯号、各种医学造影、心音、呼吸声及会诊讨论过程等各类信息,以争取治疗时效。提供友善化接口和防错功能,减少医师和柜台人员的负担,增加患者医疗照护,并加强信息正确性和患者安全性,达到医疗质量更优化之目标。

医院的精益改善小组可以透过每一过程 RFID 的时间数据收集,来找出问题及验证改善的成效,同时也以客观的数据来说服跨科室领导一起重视问题,一起解决问题,所以医院信息化的深度运用会是实施精益服务的必要条件。

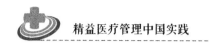

第四节 结 论

美国的丹佛健康医疗中心(Denver Health Medical Center)实行精益管理后,新的实验室工作流程每年可节省88000美元,也让急诊每小时平均照护患者数有效增加。美国威斯康星州第三大小区型健康体系泰德康医疗集团导入精益管理后,有效减少了50%住院文书作业时间,并将急诊胸痛病人植入心导管的时间从91分钟减少至37分钟;另外,更将整形外科患者的等候时间从3.5个月降低至31小时。弗吉尼亚梅森医院(Virginia Mason Hospital)将呼吸器管理纳入精益管理的两年内,呼吸机相关性肺炎(Ventilator Associated Pneumonia, VAP)患者从34名降低为4名。种种的精益管理导入的成功经验振奋了面临医疗窘境的医院管理者,相信精益管理(Lean management)是继"平衡计分卡"之后,医院亟须导入之管理概念及模式。

第五章　精益在中国医院中的
传播与应用分析

The Diffusion and Application of
Lean in Chinese Hospitals

随着医疗费用的上升,对医疗费用控制的需求在不断增加,医疗机构不得不面临来自社会的变革压力。他们必须在资源、成本、质量和效率之间取得平衡。因此,有必要寻求一种平衡组织绩效和患者需求的新方法。

在过去的几年里,精益医疗在医疗保健领域迅速得到采用,其目标是支持建立一个更好的、以价值为基础的组织。[1] 许多研究表明,应用精益可以改善医院绩效。[2]

自 20 世纪 90 年代中期以来,由于中国医疗体制改革的深入,中国医院所面临的提高医疗质量和运营效率的压力越来越大。在这种背景下,一些中国医院已经开始使用精益。

本研究旨在通过对现有文献进行系统检索的基础上,力求全面反映精益管理在中国医院的应用情况。

---

[1]　D'Andreamatteo A, Ianni L, et al. Lean in Healthcare: A Comprehensive Review. Health Policy, http://dx.doi.org/10.1016/j.healthpol.2015.02.002.

[2]　Burgess N, Radnor Z. Evaluating Lean in Healthcare. *International Journal of Health Care Quality Assurance*, 2013, 26(3): 220-235.

第一节　研究背景

如前所述,精益或精益思想源自丰田的精益生产模式,是由一系列战略指导原则、操作工具和技术组成的流程再造理念。其核心思想是在尽可能消除浪费的基础上,实现价值最大化。[1]

精益首先被广泛应用于制造业。从 20 世纪 90 年代中期开始,随着医疗机构提高绩效的需要,医院已成为精益生产的重要应用领域之一。[2]

先前的研究表明,精益在医疗领域的应用取得了积极的成果,如提高医疗护理质量、提高安全性、提高患者和工作人员的满意度、提高生产力和成本效益以及实现更好的财务成果等。[3] 文献中还讨论了精益实践中的一些问题。例如,精益并没有被用作一种系统性的方法、一种哲学,而是主要被用作实践中的技术性解决方案。[4]

虽然关于精益在医疗保健中的应用有很多文献,但在医疗行业中应用精益的系统性证据是有限的[5],需要进一步的研究。

过去 10 多年中,我国医疗保险覆盖范围的扩大,医院面临着有限的医疗资源和患者需求不断增加的压力。根据《中国卫生统计年鉴(2013)》,自 2005 年至 2014 年,中国门诊患者数和住院患者数分别增加了 167% 和 212%。但医院建筑面积只增加了 47%,医院病床只增加

---

[1]　D'Andreamatteo A, Ianni L, et al. Lean in Healthcare: A Comprehensive Review. Health Policy, http://dx. doi. org/10. 1016/j. healthpol. 2015. 02. 002.

[2]　Poksinska B. The Current State of Lean Implementation in Health Care: Literature Review. *Quality Management in Healthcare*, 2010, 19(4): 319-329.

[3]　D'Andreamatteo A, Ianni L, et al. Lean in Healthcare: A Comprehensive Review. Health Policy, http://dx. doi. org/10. 1016/j. healthpol. 2015. 02. 002.

[4]　Radnor Z J, Holweg M, et al. Lean in Healthcare: The Unfilled Promise? *Social Science & Medicine*, 2012, 74(3): 364-371.

[5]　Andersen H, Røvik K A, et al. Lean Thinking in Hospitals: Is There a Cure for the Absence of Evidence? A Systematic Review of Reviews. *BMJ Open*, 2014, 4(1): e003873.

了76%,医院人员只增加了51%。

此外,国家一直在继续尝试改革,以确保医院以合理的价格提供更好的服务。2009年,国家通过了新的医疗改革计划。到2011年,政府加大了对减少药品利润的竞争,增加了患者的选择和医疗保险的增长,至少要覆盖全中国人口的90%。医疗保险已成为中国医院收入的主要来源。[1]

我国目前使用医疗保险支付方法,例如按服务收费和医保总额预付及全面实行以按病种付费为主,按人头付费、按床日付费等复合型付费方式,迫使医院降低成本,提高生产力。这要求中国医院有效控制不合理的成本增加,加强医疗质量管理,进一步提高医疗效率,降低医疗成本。

自20世纪80年代中期医疗改革以来,我国收紧了公立医院和其他医疗保健机构的财政预算。[2] 政府只为公立医院的部分营运经费提供资金,政府对公立医院的补贴减少到医院总支出的10%,公立医院面临着严重的运营财务压力。

外部环境提供了一个可能带来医疗保健领域创新的环境,精益管理对于提高运营绩效和成本效益非常有价值。

因此,本章我们将研究中国医院精益应用的方法、结果、促进因素和问题。

第二节　研究方法

我们对谷歌学术、百度学术以及三个中文学术数据库——万方数据、维普数据库和中国知网数据库中截至2015年的中文文献进行了系统搜索,以期找到中国医院使用与精益相关的关键词发表的学术期刊论

① Dong K. Medical Insurance System Evolution in China. *China Economic Review*, 2009, 20(4): 591-597.

② Wang H. A Dilemma of Chinese Healthcare Reform: How to Re-Define Government Roles? *China Economic Review*, 2009, 20(4): 598-604.

文。发现了256篇期刊论文,其中包括实施案例研究(146篇论文)和理论论文(110篇论文)。大约74家医院宣称他们已经实施精益文献并介绍了他们在精益应用方面的经验。

通过使用内容分析方法,我们围绕应用精益的医院规模、应用的目的和时间、结果和问题进行了数据收集。然后,我们将数据进行编码,分类进行进一步分析。

第三节 研究结果

一、精益实施的模式

74家使用精益方法的医院大多数拥有500多张病床(见图5-1),最大的医院有4398张病床,其中大多数(72个)是公立医院。在74家医院中,6家医院获得了外部顾问帮助,这6家医院共发表了48篇有关精益方面的文章,占文章总数的33%。

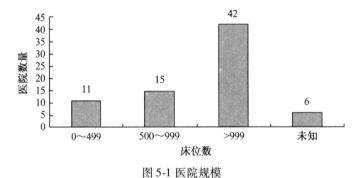

图5-1 医院规模

二、应用精益的时间

51家医院提供了开始使用精益的时间(见图5-2)。文献中首先提及的中国医院精益用户是中国一汽的职工医院,因此他们在1994年学会使用丰田生产系统并不奇怪。[1] 大多数医院在 2008 ~ 2013 年开始使用精益生产。没有提供开始应用精益时间的有 23 家。

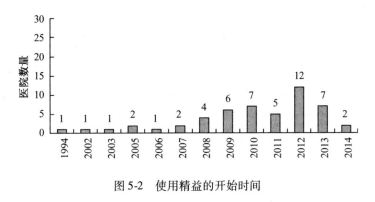

图 5-2　使用精益的开始时间

三、精益在医院实施的领域

具体而言,精益在药房和手术室(16 家医院)中应用最为广泛,然后是门诊流程优化(12 家医院)和供应室(10 家医院)。6 家医院声称他们已在全院应用精益模式。另有一些医院则将精益用于综合管理领域,例如护理管理、财务管理、人力资源管理和医院文化建设。

与西方国家的医院相比,我国医院有两个明显的差异。首先,药房在医院运营中发挥了重要作用,也是为患者服务的重要组成部分。第二,中国的医院通常有大量的门诊病人。例如,第二军医大学长海医院每天门诊就诊人数约为 11000 人次[2],而广东省中医院门诊药房处方数量为每天 8000 ~ 12000 人[3]。因此,与药房和门诊服务相关的程序优化是中国医院中使用精益最多的领域并不奇怪。

---

① 参见林聚奎、赵敏杰、师锦波:《医疗试行"精益服务方式"的探索》,《中华医院管理杂志》1997 年第 6 期。

② 参见项耀钧、李玲珠:《精益化管理优化门诊流程》,《中国医院院长》2012 年第 17 期。

③ 参见林华、汪银辉、区炳雄、夏萍:《精益管理在门诊药房流程优化中的应用》,《中华医院管理杂志》2009 年第 2 期。

四、应用精益的方法

除了 5 家医院在整个医院应用精益外,另外 69 家医院只在部分单位使用。他们中的大多数都将实施精益作为一个项目。

有作者提出,对精益项目的选择主要取决于项目本身是否能够满足相关的特点和条件:一是项目实施周期短,收益较快;二是项目实施涉及资源较少,其过程相对独立;第三,项目可以产生较大的影响并发挥基准作用;第四,项目涉及科室负责人充满激情,所在科室工作人员认同该项目。[①]

另有作者提出了实施精益的步骤——(a)动员和培训:医院领导带头培训,精益思想自上而下灌输;(b)做好试点工作;(c)分享试点结果;(d)扩大项目实施范围;(e)构建精益文化。[②] 这是精益项目实施的宝贵经验。

这些观点实际上也反映了实施精益生产的困难。也就是说,精益实施是一个长期的过程,需要一定的时间来展示效果,往往需要跨部门实施,需要具备一定的知识,需要员工的参与,也需要一个支持性的文化。

五、中国医院使用的主要精益工具

在 74 家医院的精益实践中,提到了 38 种精益工具(见表 5-1)。在这 38 种工具中,19 种仅被一家医院使用。5S 和相关的 6S、8S 是最广泛使用的工具(28 家医院),然后是价值流图(22 家医院)、鱼骨图(16 家医院)。见表 5-1。

---

① 参见罗杰、许大国、罗芳、蒋飞、尚兴科、涂自良、冯晓敏:《我院开展精益管理的实践与体会》,《中国医院管理》2011 年第 9 期。

② 参见耿仁文、林加兴、朱宏、王晋豫:《引入精益管理创新医院文化》,《中华医院管理杂志》2008 年第 5 期。

表 5-1　　　　　　　中国医院使用精益方法或工具的频率

排序	方法或工具	数量	排序	方法或工具	数量
1	5S 相关	28	19	准时生产（JIT）	1
2	价值流图	21	19	推动	1
3	鱼骨图	16	19	看板	1
4	群策群力	15	19	事务改善	1
5	可视化管理	10	19	零库存	1
5	6 西格玛	10	19	自动化	1
7	头脑风暴	8	19	水蜘蛛	1
7	意大利面图	8	19	帕累托分析	1
9	拉动系统	5	19	生产节拍和单件流水作业	1
10	PDCA 循环	4	19	情景模拟	1
10	DMAIC（定义—测量—分析—改进—控制）	4	19	蒙特卡罗模拟	1
11	ECRS 分析法	3	19	SIPOC 模型	1
11	标准化作业	3	19	三点估算法	1
11	流程图	3	19	品管圈	1
14	定置管理	2	19	RPN 风险系数	1
14	5W1H 法	2	19	CTQ 关键质量特性	1
14	SOP 标准作业程序	2	19	控制影响矩阵	1
14	防错	2	19	失效模式和影响分析	1
14	80/20 法则	2	19	GRPI 模型（目标、角色、工作流程、人际关系）	1

前三名是现场管理的工具,用于消除浪费和质量改进。使用精益工具最多的两家医院分别使用 15 个和 13 个工具,分别是泰和医院和南方医院,由外部顾问提供支持。这从一定程度上表明需要在中国医院中普及精益管理知识和技术。

从最常用的十大精益工具中,精益在中国医院主要用于过程改进和现场改进。

六、精益的应用收益

在这项研究中,74 家医院中有 71 家提供了关于精益应用结果的信息,所有的结果都是积极的。其中,53 家医院的报告结果得到了具体数据的支持。

在 76 家医院中,46 家医院声称他们在改善工作流程和减少等待时间方面取得了积极成果;43 家医院的医疗质量控制水平有所提高;27 家医院的患者满意度得到改善;26 家医院的成本效益得到提高;22 家医院声称他们的员工满意度和工作热情有所提高;19 家医院的管理水平有所提高;15 家医院的工作效率、员工沟通和团队合作分别得到提高;11 家医院减少了库存。

值得注意的是,有 11 家医院声称他们的工作量和经济效益都有所增加。由于中国的公立医院必须主要依靠自己的收入来维持医院的运营,政府拨款仅占其收入的 10% 左右,所以中国的公立医院在很大程度上受经济利益驱动。

只有 6 家医院提到改善了安全。其他收益包括提高了医院的竞争力(5 家医院),增强了员工能力(4 家医院),提高了医院声誉(2 家医院),改进了研究和教学工作(1 家医院)。

这些研究结果表明,精益在医院应用的主要关注点是优化流程,以提高运营效率,而不是满足患者的需求。例如,一位作者解释了应用精益的原因:随着医院业务的不断增加,医院门诊量从 2006 年的 66.5 万人次增加到 2009 年的 105.2 万人次,住院病人数量从 2.25 万人次增加到了 2.8 万人次。同期,医院员工人数仅从 1020 人增加到 1126 人。在人力严重短缺的情况下,其意识到必须提高工作效率并减少错误的发生,以及实现服务意识的改变。[1] 另一家医院应用精益的目标是"降低

---

① 参见赵永明、张伟英、陈翔、李斐铭、胡汝云、许凤仙、马绽梅、张菊芳:《引入丰田生产方式创建全员改善型医院的探索》,《现代医院管理》2014 年第 2 期。

运营成本,提高效率"①。同样,医院优化手术室手术流程的目的是减少人力、物力资源的浪费,提高工作效率和员工满意度。②

第四节 讨 论

随着全民基本医疗保险的推行,更多的人有能力支付医疗服务的费用。患者数量的迅速增加不仅增加了公立医院面临的就医压力,而且增加了公立医院之间的竞争。再加上政府财政政策的影响,公立医院必须更加重视合理利用有限资源,提高运营效率,这就导致了对精益的需求。在本研究中精益应用的结果中也可以找到证明,其中重要的结果是工作量或经济效益的增加。

74 个医院中的大多数床位超过 500 张。以前的研究表明,大型组织更有可能使用专业化和先进的管理控制系统。由于大型组织拥有更多分散的组织结构,更专业化的任务和更复杂的流程,因此这些大型组织需要更先进和更复杂的管理控制系统。③ 与小型医院相比,大型医院往往有更多的患者,因此对优化过程有更多的需求。另一方面,他们可以拥有更多的资源来获得管理技术。但随着精益知识的普及,越来越多的小型医院也开始使用精益来改善管理。

然而,在医疗保健方面,缺乏精益对顾客价值的标准定义④将影响精益应用的结果。本研究的结果表明,中国医院的精益主要用于消除过

---

① 周永军、朱宗明:《以人为本推进医院人力资源管理精益化》,《中国医药导报》2011 年第 35 期。

② 参见张健、谭君梅:《基于精益管理的手术排程系统优化》,《护理学杂志》2014 年第 10 期。

③ Speckbacher G, Bischof J, & Pefeiffer T. A Descriptive Analysis on the Implementation of Balanced Scorecard in German-Speaking Countries. *Management Accounting Research*, 2003, 14(4): 361-387.

④ Radnor Z J, Holweg M, et al. Lean in Healthcare: The Unfilled Promise? *Social Science & Medicine*, 2012, 74(3): 364-371.

程浪费,提高患者服务效率,这似乎与患者是精益理念的中心一致。但是,没有发现任何案例是将精益用于对过度医疗——医疗资源的巨大浪费的控制。这主要是由于中国医院面临巨大的财务压力。在这项研究中,26家医院声称他们已经提高了成本效益,但没有医院声称他们已经成功减少了患者医疗花费的支出。其中一个原因是医疗支出控制对全世界的医院来说也是一个难点;另一个原因是,如果医院减少患者医疗花费,医院的收入也可能会减少,所以他们更愿意减少运营成本以最大化其运营效益。因此,不难理解患者并不是中国大多数医院在精益管理中应用的真正焦点。

与西方国家的医院不同,中国的医院更迫切需要在门诊、药房和其他相关单位等高流量压力领域进行流程改进。因为所有的中国医院都有自己的药房,并且门诊人次比西方医院多。

米歇尔·鲍尔(Michael Ballé)和安妮·雷吉尔(Anne Régnier)认为,精益应该被视为一种复杂的思维系统,一种哲学,而不仅仅是一些工具的组合。[①] 一些作者认为将精益项目作为一个项目实施将对实现持续改进产生负面影响。[②] 但本研究的结果表明,将精益作为单一项目来应用也可以实现持续改进。例如,35家医院认为精益项目的实施可以实现持续改进。

从理论上讲,对精益进行系统的应用可以取得更好的结果。但在医疗保健领域,医务人员的专业文化要求他们看到证据,因为医生在循证医学方面有很强的传统,并且他们愿意接受基于良好证据的变化。[③] 因此单一项目的实施具有积极的意义。因为它可以提供快速的效果,促进

① Ballé M, Régnier A. Lean As a Learning System in a Hospital Ward. *Leadership in Health Services*, 2007, 20(1): 33-41.

② Radnor Z J, Holweg M, et al. Lean in Healthcare: The Unfilled Promise? *Social Science & Medicine*, 2012, 74(3): 364-371.

③ Goossens A, Bossuyt P M M & De Haan R J. Physicians and Nurses Focus on Different Aspects of Guidelines When Deciding Whether to Adopt Them: An Application of Conjoint Analysis. *Medical Decision Making*, 2008, 28(1): 138-145.

整个系统的应用。虽然它的效果与系统应用相比有限,但只有关注这一点,我们才能有效地促进医疗保健的精益化,并取得可持续的成果。因此,在局部应用精益是医疗保健行业精益发展的必由之路。即使在已经系统地应用精益 3 年的医院也没有做到在每一个部门实施精益[1],这说明精益的实施是一项长期工作。

虽然该研究发现,在中国医院的实践中已经使用了 38 种精益工具,但大部分工具都是由极少数医院进行使用。缺乏精益知识仍然是中国医院的一个重要问题,这将直接影响到在中国医院中对精益的推广。

第五节 结 论

我们对中国现有的中文医院精益文献进行了系统的分析。本研究表明,外在环境对精益在中国医院的传播和应用具有重要影响。精益在中国医院主要用于门诊、手术室、药房、物流等领域。精益应用的主体是拥有 500 多张病床的大医院。随着精益的进一步普及,越来越多的小医院加入了精益应用集团。

大多数医院将精益作为一个项目来应用。但是一些医院开始将精益作为系统路径,并开始强调精益与战略的相关性。由于医生的专业文化的影响,精益在医院的应用需要提供快速的效果,赢得医务人员的支持。

虽然精益管理强调以客户为中心来实现改进,但主要效果表明精益主要用于提高中国医院的运营效率和降低运营成本。患者花费和患者安全没有得到足够的重视。这与中国医院面临的运营压力有关。

中国医院仍然缺乏足够的精益知识,这是影响中国医院精益化推广

---

① 参见赵永明、张伟英、陈翔、李斐铭、胡汝云、许风仙、马绽梅、张菊芳:《引入丰田生产方式创建全员改善型医院的探索》,《现代医院管理》2014 年第 2 期。

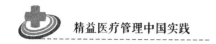
的因素。顾问参与在精益工具和知识的普及中发挥了重要作用。

在这项研究中,我们使用文献检索来找出哪些医院应用了精益。此方法具有局限性,因为被视为不成功的应用不太可能被撰写和发表。在未来,根据本研究的结果,可以进行对中国所有省份的更大规模的调查,以更好地了解精益在中国医院的应用情况。

第六章　精益在医院静脉输液配置中心的应用:以 C 医院为例

Application of Lean in a Pharmacy Intravenous Admixture Services Center: An Example of C Hospital

第一节　概　述

一、研究背景及意义

丰田被认为是创造精益的公司,在丰田的管理体系中,"精益"被描述为是利用现有资源的一半就能达到体系目标的管理系统。美国汽车制造业发现了精益管理的优势与所带来的收益,并将其推广开来。现在的制造业中已经普遍地应用精益管理体系,他们在一步步完善这个理论体系的同时取得了降低成本、减少浪费、增加效率、提高收益、提高产品质量与服务水平的成效,并最终提高了顾客的满意度。

目前医院管理系统普遍存在着价格压力与高成本困扰。特鲁夫(C. J. Truffer)等调查表明,在美国医疗保健行业的开销已然达到2.3 万亿元,此项支出占据全美 GDP 份额达到了将近 20%。[①] 如此高成本的

① Truffer C J, Keehan S, Smith S. Health Spending Projections Through 2019: The Recession's Impact Continues. *Health Affairs*, 2010, 29(3): 522.

运作方式看起来并不是可持续的发展之道,并且可能会带来顾客的高医疗支出,进一步加剧恶劣的"医患关系"。加巴(Gaba)分析认为,护理人员短缺、劳动强度大导致员工压力大并且增加工作失误率也导致患者事故频发。[①] 英国皇家医学院根据数据分析认为,医疗过失每年造成7万例患者失去宝贵的生命。[②] 近些年很多医疗单位已经将精益管理从制造业引进到提高服务质量、降低资金支出与提高生产效率上来。

在我国同样面临的诸多医疗问题当中,高输液率显得特别突出。我国住院患者采用静脉输液治疗疾病的概率高达七成以上[③],如此庞大的人口系数导致了所有的静脉输液中心都面临高负荷风险。把静脉用药配置流程标准化,对于提高配置药品质量,减少配置用时,提高患者、员工的满意度有着重要意义。静脉药物配置中心(Pharmacy Intravenous Admixture Services,简写为 PIVAS)就是在这种背景下诞生的。

PIVAS 诞生后面临的问题首先是我国医院高输液率与高输液量的现状,这两种因素导致 PIVAS 药品配置工作任务繁重。其次是病人用药的及时性要求导致 PIVAS 药品配置工作时间紧。"时间紧、任务重"引发了员工工作负荷重、配置工作差错率高、用药安全性差、资源成本消耗多等诸多问题。

PIVAS 本身工作从接受并审核医生开具的用药处方开始,经过审核通过以后根据用药清单提取药品与液体,然后分类配置,到最后包装审核送至相应科室,这一系列环节流程复杂,易出错导致医疗事故。所以,这一整套的配置流程当中的各个环节对人员专业知识技能都有较高要求;如果有丝毫差错,就有可能引起医疗事故。设计一整套标准化的 PIVAS 精益管理模式来解决 PIVAS 面临问题刻不容缓。

---

① Gaba D M, Howard S K. Patient Safety: Fatigue Among Clinicians and the Safety of Patients. *New England Journal of Medicine*, 2002, 347(16): 1249.

② Sarah Hall. Medical, Error, Death, Risk, 1 in 300. *The Guardian*, November 7, 2006.

③ 参见郑观芸:《静脉用药调配中心在临床合理用药中的作用》,《齐鲁药事》2011 年第 7 期。

二、精益管理在医疗领域的应用研究现状

（一）国外研究现状

国外最早是在 2001 年将精益思想引入医疗行业中用于提高工作质量的。[1] 精益思想在医院应用中的发展从 2001 年到现在可以分为三个阶段：2001～2005 年，从制造业引进精益技术在医疗行业中简单的应用；2006～2011 年，提出精益医疗的概念，在医疗行业中精益技术进入全面应用阶段；2012 年至今，为精益思想体系的完善阶段，在医疗行业中开始利用精益技术与其他相关技术，为了完成目标进行集成探索。[2]

首先，在国外精益医疗的应用大多集中在明显可见并让医院比较头疼的等待时间、医护失误率、资金成本、员工与患者满意度等显著问题上：

泰德康医院利用精益方法将需要进行外科手术的患者从咨询到手术之间的等待时间从 14 周减少为 31 个小时，并且患者满意度中的"非常满意率"从 68% 提升到 90%。[3]

马佐卡托、麦卡锡等人的研究表明，在医院中应用精益方法缩短了患者的服务等待与排队时间。[4][5]

阿勒格尼医院（Allegheny Hospital）将中心静脉置管相关的血液性

---

① Scalise D. Six Sigma：The Quest for Quality . *Hospitals & healthnetworks / AHA*, 2001, 75（12）：41-42.

② 参见张绪柱、高天、安康等：《精益医疗研究现状及展望》，《中国研究型医院》2015 年第 3 期。

③ Merry M D. On the Mend：Revolutionizing Healthcare to Save Lives and Transform the Industry by John Toussaint, Roger A. Gerard, Emily Adams. *Inquiry*, 2011, 48（4）：286-290.

④ Mazzocato P. *Unpacking process improvement*：*In-depth Studies of How Lean and Clinical Pathways Contribute to the Timeliness of Care*. Inst för lärande, informatik, management och etik/Dept of Learning, Informatics, Management and Ethics, 2012.

⑤ McCarthy D, Blumenthal D. Committed to Safety：Ten Case Studies on Reducing Harm to Patients. http://www. commonwealthfund. org/publications/fund-reports/2006/apr/committed-to-safety-ten-case-studies-on-reducing-harm-to-patients, April 1, 2006.

感染减少了54%,进而使与此感染相关的致死率减少了95%。①

华盛顿西雅图儿童医院通过精益改善减少了1.8亿美元的成本支出。②

泰德康医院曾经历时数年打造了一套能降低医疗失误、提升员工积极性、提高患者治疗效果的精益医院模式。并且他们已经节省下了3000万美元。③

其次,还有很多医疗机构将精益研究放在具体细节方面(流程改善、减少工作时间、物料供应、完善空间布局等),索兰基、尼基塔(Solanki,Nikita)等人对改进工作流程、对药房技术人员进行精益工作培训、提高流程效率方面进行了研究。④

威斯康星州泰德康健康中心的首席执行官涂尚德(Touissant)认为,施行5S改进措施可以使护士每天8小时工作内浪费掉的时间由3.5小时减为1小时。⑤ 由此得出结论认为,5S对员工工作时间的缩减有明显成效。

琼·韦尔曼(Joan Wellman)、霍华德·杰弗里斯(Howard Jeffries)、帕特·哈根(Pat Hagan)在位于华盛顿的西雅图儿童医院应用5S,使杂乱的储藏室变成可用医疗空间。利用看板卡补充物料,并根据订货频率与需求调整相关药品看板箱大小。关闭中心供应室,直接从商家向部门供货,减少库存。⑥

北安普顿综合医院(Northampton General Hospital)使用看板管理物

---

① McCarthy D, Blumenthal D. Committed to Safety: Ten Case Studies on Reducing Harm to Patients. http://www. commonwealthfund. org/publications/fund-reports/2006/apr/committed-to-safety-ten-case-studies-on-reducing-harm-to-patients, April 1, 2006.

② Weed J. Factory Efficiency Comes to the Hospital. *The New York Time*, July 11, 2010.

③ 参见[美]涂尚德、罗杰·A. 杰勒德:《精益医疗》,余锋、赵克强译,机械工业出版社2012年版,第17~27页。

④ McCarthy D, Blumenthal D. Committed to Safety: Ten Case Studies on Reducing Harm to Patients. http://www. commonwealthfund. org/publications/fund-reports/2006/apr/committed-to-safety-ten-case-studies-on-reducing-harm-to-patients, April 1, 2006.

⑤ 参见[美]马克·格雷班:《精益医院:世界最佳医院管理实践》,张国萍译,机械工业出版社2011年版,第120~127页。

⑥ Wellman J, Jeffries H, Hagan D. *Leading the Lean Healthcare Journey*. New York: Productivity Press, 2010: 88-91.

品详细存量与药品订货信息,完善空间布局,减少库存量与库存员工数量,员工及时获取所需物品,最终节省158000美元劳工与库存花费。①

最后,还有一些综合研究。马克·格雷班在《精益医院:世界最佳医院管理实践》一书中阐述了精益理论,通过价值流图分析描述了精益理论的运作,并通过观察报告来减少医疗工作的无用功,避免患者延误,提升组织健康发展。最终解释了如何通过精益管理系统在减少开支的情况下,改进安全、质量、流程以及风气。②

(二)国内研究现状

国内精益思想应用在医疗行业的资料大多从2006年才开始出现。这些资料大多介绍精益思想在医疗行业的应用方法与思想,重点关注如何推广精益医疗。随着精益医疗思想的推广,涌现出一些应用精益思想改进医院工作的案例。

这些研究不仅包括缩短患者住院与等待时间,还在提高患者与患者家属满意度等公认的医院工作难题上有一定突破。③④ 涵盖了医院住院流程改善⑤⑥、手术室流程改善⑦、门诊预约系统与排队现象的改善⑧等具体细节研究。但是具体到PIVAS上的研究方向比较分散。

---

① 参见[美]马克·格雷班:《精益医院:世界最佳医院管理实践》,张国萍译,机械工业出版社2011年版,第120~127页。

② 参见[美]马克·格雷班:《精益医院:世界最佳医院管理实践》,张国萍译,机械工业出版社2011年版,第120~127页。

③ 参见王文:《精细化管理在医院管理中的应用研究》,《健康前沿》2016年第10期。

④ 参见范捷翔:《精益化管理在医院管理中的应用研究——以WYYY医院为例》,浙江工业大学硕士学位论文,2014年。

⑤ 参见孙娜、孙进:《基于精益六西格玛的患者入院流程改造研究》,《中国卫生质量管理》2012年第4期。

⑥ 参见黎瑞红、何荣华、李亚玲等:《精益管理在住院病人入院教育中的应用》,《郧阳医学院学报》2010年第2期。

⑦ 参见黎瑞红、何荣华、李亚玲等:《精益管理在住院病人入院教育中的应用》,《郧阳医学院学报》2010年第2期。

⑧ 参见朱相鹏、苗瑞、江志斌:《基于精益思想的门诊预约与排队管理系统》,《工业工程与管理》2009年第6期。

付琳运用6S管理模式的方法对工作流程、工作环境、药库管理以及员工专业水平进行了改善研究,最终使科室内形成了严格遵章的良好风气。[1]

王牛民等人应用精益管理提升了用药合理性与安全性。[2]

刘鹏、戴宏浩等运用5W1H方法寻找浪费,提高了配药流程的效率和实用性。[3]

张晓霞、卢秀娟等认为6S可以有效改善PIVAS工作环境。[4]

胥甜甜、魏筱华等对PIVAS调配工作效率、用药安全性、不合理医嘱发生率、医护人员满意度等方面进行了精益研究。[5]

苏广春等应用精益管理优化了PIVAS人力资源配备。[6]

卢智、郭丹利用5S管理与流程标准化使工作时间明显缩短,工作效率明显提高,保证了药品的安全有效,使药学服务水平得到了提高。[7]

卢智在阐述了静脉用药调配中心建设模式与设计标准,分析了运行中的人员流、工作流、信息流问题,探讨了可持续发展以及“以患者为中心”的精益理念。[8]

总的来说,国内在PIVAS中应用精益思想的研究涉及的维度有:科室环境、药库的管理、工作流程管理、用药安全性、工作效率、不合理医嘱

① 参见付琳:《6S企业管理模式在静脉用药调配中心管理中的应用》,《中国药事》2012年第3期。

② 参见王牛民、封卫毅、魏友霞等:《运用精益管理提高我院静脉药物集中调配中心的配制质量》,《中国药房》2016年第4期。

③ 参见刘鹏、戴宏浩、陈晗等:《基于精益思想的某大型医院静脉药物调配中心优化的实证研究》,《工业工程》2015年第3期。

④ 参见张晓霞、卢秀娟、魏玮等:《6S模式在静脉药物调配中心安全管理中的应用》,《中华全科医学》2016年第8期。

⑤ 参见胥甜甜、魏筱华、盛向远等:《静脉用药调配中心的工作流程及运行效果分析》,《现代医院》2016年第5期。

⑥ 参见苏广春:《静配中心药物调配工作质量和效率的方法研究》,《医药指南》2015年第17期。

⑦ 参见卢智、郭丹、焦培艳等:《运用精益管理理论优化静脉药物调配中心内部工作流程》,《中国药业》2011年第14期。

⑧ 参见卢智:《医院静脉用药集中调配模式的建设与管理实践研究》,南方医科大学博士学位论文,2013年。

发生率、工作人员素养、医护人员满意度等方面。但是并没有一个研究能从整个 PIVAS 精益管理的角度展开系统的研究。

（三）研究思路与方法

1. 研究思路

本研究思路是利用现有的精益管理思想与方法作为主要手段,将工业工程中包含的其他思想与方法作为辅助,结合 C 医院的 PIVAS 工作实际,创建出一套 PIVAS 标准化的工作流程与精益管理体系。最终做到提高 PIVAS 工作效率、减少资金成本、优化人力资源结构、提高员工士气从而间接提高静脉用药患者满意度的成果。并将研究改善时运用的思想与方法整合成一套体系框架,供做相关研究的人员参考借鉴。

改善之后的最终成效通过 PIVAS 静脉配置用时、工作质量、员工满意度等数据体现。

由于所研究的 PIVAS 中静脉药物配置的 01 批配置量较大,配置药物种类相对稳定,最能体现配置工作情况。本次研究将 01 批的配置现状作为重点研究对象。统计各流程用时以及配置药品质量。

本研究分为三个阶段:

第一阶段为 2016 年 11 月~2017 年 2 月,对改善前 PIVAS 的工作效率与工作质量展开调查。由研究者本人对 PIVAS 配置环节进行实地跟踪调查 80 天,实时记录配置用时,并调查工作质量。每日统计所需数据并分析问题原因。

第二阶段在 2017 年 2 月~2017 年 3 月,对该院 PIVAS 工作中的问题进行分析,找出影响配置效率和配置安全的主要原因并同时进行精益改善实施。

第三阶段为 2017 年 3 月~2017 年 6 月,对改善后 PIVAS 工作效率与工作质量展开调查。实时跟踪记录 60 天,每日统计记录所需数据。

2. 研究方法

（1）文献研究法:通过阅读文献,归纳别人文献的内容,总结现有相关的研究成果。

（2）实验研究法：先假定精益管理能改善 PIVAS 所存在的问题，然后通过现场观察、记录与测定，以事实为导向来证实精益管理对改善 PI-VAS 具有良好成效。

（3）定量研究法：对 PIVAS 工作情况的研究是通过对药物配置时间、配置成的药品合格率的定量分析以及其他非时间数据的定性分析得出的最后结论。

（4）比较研究法：将精益管理改善实验前后所得的数据对比来分析说明问题。

第二节　PIVAS 管理的现状、问题及原因分析

一、C 医院总体情况

C 医院是一所市属局级综合性三级甲等医院。医院设有研究（实验）室 13 个，业务科室 67 个。总体情况如表 6-1 所示。

PIVAS 位于该院迎新阁二楼，是为了提高静脉用药的配置安全性与配置效率而设置的。PIVAS 中心配置了 7 台 BHC-1000 型生物安全柜和 7 台特殊设计的水平层流台，可以在局部百级的洁净环境下进行静脉药物无菌配制。PIVAS 总体情况如表 6-2 所示。

表 6-1　　　　　　　　C 医院情况

医院属性	市属局级综合性三级甲等
精益管理水平	中等
地理位置	山东中部
覆盖人口	700 万人
年门诊量/出院人数	140 万人/52 万人
固定资产	120000 万元
床位数	1700 张
是否教学科研单位	是
省级以上重点专科	16 个
是否使用管理咨询	是

表 6-2　　　　　　　　　　PIVAS 总体情况

总建筑面积	679 平方米
调配输液量	145 万袋/年
配置量	4500～5300 袋/天
配药仓配置	7 台 BHC-1000 型生物安全柜和 7 台特殊设计的水平层流台
空间布置	配制间、成品间、排药间、液体仓库、打印区和办公室

二、C 医院 PIVAS 管理的现状

（一）C 医院 PIVAS 发展历程

为满足医院整体的服务质量，减少临床用药差错率，提升合理用药水平，C 医院在 2009 年吸取先进的集成式静脉用药配置理念，设立 PIVAS 科室，划归医院药学部管辖。配置量按病区递增。科室由药师、护士组成，护士长负责监督、管理配液科的运转。配置工作遵循无菌理念，工作人员追求专业，工作环境必须洁净。

在 2010 年卫生部办公厅下发《静脉用药集中调配质量管理规范》（2010 第 62 号）之后，PIVAS 集中调配静脉用药严格按照《静脉用药集中调配操作规程》执行。鉴于工作量的增长与科室自身发展需要，PIVAS 在 2010 年成立品管圈小组。成员由药学部负责人、PIVAS 护士长、5 名药剂师、7 名护士组成，自品管圈成立以来，分别对 PIVAS 排药差错率、难溶粉针剂配置时间进行了多次优化，改进后流程简化，排药差错率由 5.9% 降为 2.6%。配置总用时平均减少20%。并且工作人员通过改进与参与改进尝到了精益带来的甜头，在 PIVAS 形成了一定的良好工作模式。PIVAS 工作模式与环境人员配置虽经过多次改动，却仅仅能够满足医院科室长期医嘱的要求，并且人员普遍反映负荷较重。

（二）工作模式与人员构成

PIVAS 配置药品时采用集中排药及单品种配置模式。配置室单独分开为 I 仓（配置肿瘤类、抗生素类、化疗类与部分营养类等对安全清

洁要求高但需求量少的药物)与Ⅱ仓(需求量大的普通类与部分营养类药物)。PIVAS 将长期静脉用药分为 9 个批次。其中 1 批、2 批、3 批、4 批内部分药品为科室配置药物,其他液体根据用药时间及液体量划分在 0 批与 4 批的剩余部分,5 批、7 批、8 批、9 批为临床自配自用药品,静配科室根据医嘱负责药品与液体的分选与送达。具体每个批次的配置时间、配送时间与用药时间工作细节如表 6-3 与表 6-4 所示。

表 6-3　　　　PIVAS 专业配置药品对应批次的配置、配送时间

批次	1 批	2 批	3 批
配置	6:30 ~ 8:10	8:10 ~ 8:40	8:40 ~ 9:10
配送(四个配送车分五批同时推进)	①7:50 ~ 8:10	③8:50/8:55 ~ 9:10/9:15	
	②8:15 ~ 8:30	④9:30 ~ 9:50	
最后第三批里剩余的肿瘤科与消化药物	⑤10:00 ~ 10:10		

表 6-4　　　　　　　　临床自配置药品的配送时间

批次	0 批	4 批	5 批	7 批	8 批	9 批
配送时间	次日早 7:00	13:30	16:00	13:30	16:00/次日 7:00	16:00

PIVAS 共有 37 人,药学专业技术人员 18 人,护理专业技术人员 16 人,有 3 人可完成审方工作。药学专业人员(以下简称药师)负责审方、摆药、复核、成品核对、药品管理,护理技术人员(以下简称护理员)负责无菌配置和消毒隔离工作、协助摆药贴签、协助复核及成品核对、协助指导配送及拆包,送药工负责配送和液体药物的拆包。

(三)该院 PIVAS 工作流程解析

工作流程指明了工作活动的流向顺序,它通过工作中的步骤与程序展示工作间的逻辑关系。价值流是创造一个包含商品、服务或者两者的结合的特定产品所需要付出的所有行动,包括信息的传递、问题的解决

以及材料的转化。[①] 相应地,在 PIVAS 整个工作流程就是从药品到达科室以及诊治医生下达医嘱开始到病人用药的整个过程。

首先,从产品的角度观察获知 PIVAS 总流程。

从产品角度就是从头到尾观察一种产品是怎样一步步地从最开始的状态到最后结束工作的。确定事件观察的起止点以后,利用秒表、笔记本、相机或者摄影机甚至于更专业的跟踪拍摄软硬件设施实时记录事件起止时间、中间等待时间等。需要注意的是观察以及拍摄记录过程不要影响事件中操作人员的工作,以至于得到的数据不真实。这就需要做好前期沟通工作。

本次研究中,以观察药品从储藏室开始到送到临床科室为止这段过程——即药品在 PIVAS 的整个流动来获知整个 PIVAS 的工作总流程(见图 6-1)。

具体过程如下:

C 医院 PIVAS 工作首先始于病房医生开具的医嘱,医嘱除特殊要求外均为第二天给患者使用的医嘱,医嘱通过医院计算机系统传递至 PIVAS。

PIVAS 审方人员当天中午到晚上根据用药知识与工作规定审核所开具医嘱,审核通过需要配置的药品将在第二天上午在 PIVAS 进行配置与配送。审核的医嘱如不符合规定,必须立即与开具医嘱的医生沟通,最后确认医嘱。医嘱审核通过以后将所需配置药品划分配置批次。

打印审核通过的包括药品种类数量与用药人等信息的标签。

药师根据审方时划分的批次将标签分类放置。

药师摆药。

护理员贴标签。

---

① 参见[美]詹姆斯·P. 沃麦克、[英]丹尼尔·T. 琼斯:《精益思想》,沈希瑾、张文杰、李京生译,机械工业出版社 2016 年版,第 3～4 页。

药师核对所贴标签与液体是否相符并签字。

护理员配药,核对药品和溶媒并签字。

药师核对配置好的药品性状是否相符(核对药品和溶媒)。

工勤人员根据分工领取药品并送药,完成配送后签字。

病房护士核对药品与患者信息是否相符,接收并签字。

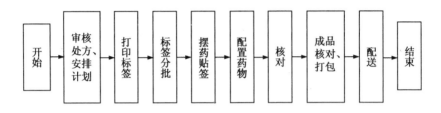

图 6-1　PIVAS 工作总流程

其次,从员工的角度观察获知具体每项工作的流程。

从员工的角度观察,就是观察这位员工在这个工序中做了什么。同样可以借助秒表、笔记本、相机或者摄影机甚至于更专业的跟踪拍摄软硬件设施记录数据。为了对实验数据产生最少的影响,必须做出提前沟通,打消当事人的疑虑,让其以平常的状态从事工作,甚至可以让当事人本人来做记录员,实时记录自己的工作流程。

通过观察药师与护理员从进入科室工作开始到结束工作离开科室所做的所有工作,以及单纯观察药师与护理员在具体每个环节的所有工作来明晰各环节的流程。

(1)审方与安排计划:一名药师一名电脑开展审方工作,药师在审方过程中遇到医嘱不合规定的情况,需要及时为临床医生提供方案,沟通修改医嘱。此外,还需完成退药工作。审方流程如图 6-2 所示。

(2)打印标签、标签分批:将标签按划分的批次分类放置。

(3)摆药贴签:负责贴签的护理员根据打印的个人负责药品种类与数量的汇总单拿取对应液体。将液体推放至本人贴签工作区域。将所需贴签的液体进行预摆。贴签并且核对确认,减少失误率。

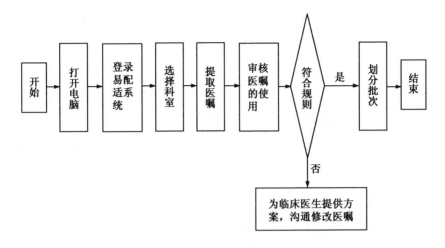

图6-2　审方流程

贴签流程如图6-3所示。

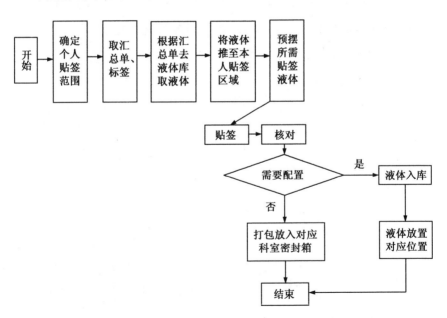

图6-3　贴签流程

（4）配置药物：

药物准备：PIVAS 采用一名药师与一名护理员为一组的集中排药模式，以降低排药差错，缩短排药时间。

入仓摆放：由第二日负责参与辅助配置的护理人员进行药物的入仓摆放，将相应的液体及药品对应摆放到治疗车上，推放至临近工作台。

退药处理：PIVAS 负责配置的为第二日长期医嘱用药，即前一日晚上摆放的是次日 0 时至晚 24 时患者的用药，如果调整遗嘱则相应批次已领出并记账的药物需做退药处理。另外，患者病情转变、治疗措施转变、出院等原因，也会导致出现临时退药的现象。药师负责退药中的沟通、登记等处理，仓内护理人员根据相对应的统计挑选出退药与液体。

混合调配：PIVAS 采用一名药师与一名护理员为一组的混合配置模式。护理人员负责配置（专心进行药物的溶解、抽吸，成品质量初检），药师负责辅助（负责台面消毒、药液的消毒与摆放、注射器的准备、加药后空安瓿及西林瓶的核对）。减少配置差错率，提高配置速度。

成品输液出仓：分科室存放的药品需要及时送入传递窗口。仓外复核人员取走进行扫描、分装。

图 6-4 展示了药物配置的整体流程。

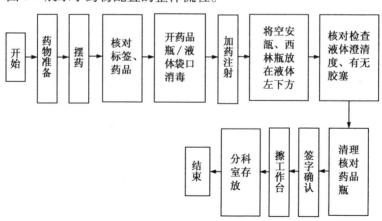

图 6-4　配置药物流程

（5）核对打包：由两名药师一名实习生负责核对打包。从传递窗口拿药并鉴定品性，用和系统连接的扫描枪扫描包装袋上的科室二维码，然后扫描配置好的对应药品袋上的二维码。在这个过程中药品信息已经传递到医院药物管理系统上，使 PIVAS 上下环节都及时获取药品实时信息。更重要的是记录药品数量的收入支出统计，体现仓储水平，结合 PIVAS 易配适系统及时发出进货请求，维持仓储水平。

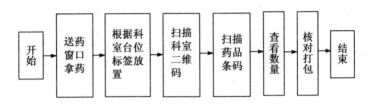

图6-5　核对打包流程

通过"药品"与"员工"这两种观察角度得到的数据，不仅能让领导体会到平时注意不到的具体工作中的种种难题，并且可以让员工暂时脱离细枝末节的工作。站在整个流程的角度看问题，有时候会豁然开朗，能很快发现流程中的浪费。

鉴于价值流程图的关注点从原材料进入流程开始，贯穿于生产制造的所有流程、步骤，直到终端产品离开仓储，可以起到让参与改善流程的人发现浪费并寻找浪费根源的目的。可以绘制价值流图用于分析。

根据价值流绘制成的价值流图清晰反映了流程中各个环节步骤，包括步骤用时以及其中的等待时间。为管理者从系统的角度进行总量管理提供了便捷的工具，使管理者对产品和服务的整个价值流程清晰明了。参见图6-6。

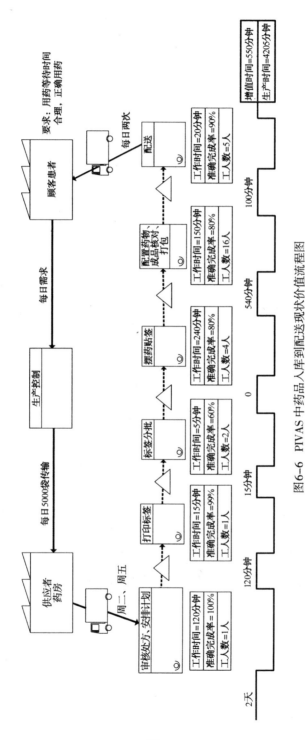

图6-6 PIVAS中药品入库到配送现状价值流程图

三、记录现状数据

（一）配置用时

秒表时间研究，是以秒表为工具，在特定时间内，对某项工作进行连续不间断的直接测定，以此获得工作时间及其相关参数的技术方法。我们在 2016 年 11 月到 2017 年 2 月对 PIVAS 配置环节进行实地跟踪调查 80 天，并在不同时间点多次运用时间研究法，利用计时工具对 PIVAS 的 01 批配置情况进行直接连续的观测，并记录数据。表 6-5 所示为某次记录的时间表。

表 6-5　　　　　　　　　2017.1.20 测定时间表

工作日期	2017.1.20		配置总数		5023 袋		计时开始时间			7：15	
	周期序号										
流程	1	2	3	4	5	6	7	8	9	10	11
摆药	5s	5s	4.5s	6s	5s	4s	6s	6s	5s	5s	5s
开药、消毒瓶口	30s	35	32s	34s	32s	37s	32s	35s	39s	34s	31s
开注射器	5s	4s	4s	4s	5s	3s	3s	4s	5s	3s	4s
配置	11s	10s	8s	8s	9s	12s	10s	15s	7s	9s	9s
收垃圾	1.4s	1s	1s	1s	1.2s	1.5s	1.3s	1s	1.2s	1.7s	2s
分科室	3.5s	5s	4s	5s	3s	2s	2s	8s	7s	4s	5s
擦工作台	0.8s	0.7s	0.7s	1.2s	0.6s	1s	0.8s	0.7s	1s	1.1s	1s

可以通过此表格看出一般情况下 PIVAS 配置各环节作业时间如表 6-6。

表 6-6　　　　　　　　PIVAS 配置各流程作业时间

摆药	5s	收垃圾	1.3s
开药、消毒瓶口	34s	分科室	4.4s
开注射器	4s	擦工作台	0.9s
配置	10s		

由此表可知,完成一瓶药品配置总用时为60s。其中配置药物与开药消毒瓶口用时最多。

（二）配置质量统计

PIVAS配置质量水平主要体现在配置后不合格占比上,导致不合格的因素主要有配置错误、药品错误、漏液、液体杂质明显等。现将统计的PIVAS质量现状列于表6-7。

表6-7　　　　　　　PIVAS配置药物完成质量统计

年月	配置量	不合格数
2016.11	144000 袋	210 袋
2016.12	149000 袋	190 袋
2017.1	146000 袋	230 袋

四、PIVAS 管理存在的问题

根据如下表格反映了价值判断标准与实例,能帮助我们更好地寻找工作流程中的价值所在。

表6-8　　　　　　　　价值判断标准与实例

标准	PIVAS 实例
顾客愿意为活动买单	比如患者得到所需药品。而用药前的等待、由于用药错误导致的医患事故则构成浪费,是顾客不愿意买单的。
活动必须以一定的方式改变产品或者服务	比如将液体与药品按照一定种类与比例配置成患者可使用药品的过程是一种增值活动,因为它改变了产品状态,让产品从空容器变成了盛满液体的药品,因此顾客愿意支付药品的钱。但是,药品运送与等待配置的时间就是非增值的,这些时间没有给产品带来改变。 下医嘱环节,产品形式由诊治医生的想法变成医院系统里的指令也是增值环节。
活动必须从一开始就要做对	诊治医师开具处方消耗的时间是增值的,但是如果医生开具处方中的药物有可能引起患者不良反应如过敏等症状,则处方开具时间与按错误医嘱配药时间,甚至于给患者带来伤害的风险都是浪费的。

通过跟踪调查分析 PIVAS 工作实际流程，并结合价值的标准和浪费的定义，我们以下来探讨 PIVAS 配置环节存在的几个问题：

（一）流程问题

流程问题主要是流程复杂、不连续。

原因：岗位分工不明确，责任不到位。

表现：在整个工作流程中有关标签的工作就有三步，关于一个事件的环节应考虑能否合并为一个节点。

在药品入库环节，药品存放仓库以后虽然按区域划分负责人，但是会出现有人因为仓储位临时不满足存放要求，而直接将自己负责管理的药物放置在临近别人负责区域的储药柜。一旦护理员拿取药品时找不到所需药品会造成缺货的错误信息反馈。

在审方环节，由于不合理医嘱的存在，药师需要停下审方工作联系临床医生修改医嘱。

在贴签环节，因为没有专人负责，所用的储药筐与储药箱会由于人为以及时间原因出现损坏现象，导致下个人在使用时短缺，形成流程中断。

在配置环节，由于没有专门的退药负责人，退药一旦发生，仓内人员在配置药品时需要停下来寻找退药；药物配置顺序随意，不考虑不同药物溶解快慢顺序，随意配置；配置时难溶粉针剂震动溶解时间慢，影响配置进度；配置时间集中，大部分药物都要在 3 个小时内配置完成，时间长会导致注意力不集中，大脑疲劳产生差错；配置时间为每天固定的某几个时间点，药品配送时间为配置完固定的时间点，这就导致药品配送时间集中，会造成配送拥堵。

（二）人员问题

人员问题主要表现为人员主动性低、操作不规范。

原因：无工作手册，责任感不强，操作时间长，绩效奖励机制不完善。

表现：由于薪资待遇不能满足绝大多数要求，并且相对同行业没有竞争力，导致大家积极性并不高，都是能完成自己工作即可。

摆药人员没有及时学习药物更新信息,有可能导致差错发生。

人员流动性比较高,基本每个月都有人离职,有新人加入。带教新人的老员工自身的任务量不减少,精力有限,带教效果不明显。操作知识掌握不扎实,经验不足很容易造成操作不规范。

PIVAS 配置工作从早晨六点起,连续高强度工作 3 个小时左右。上班早,导致了员工必须四五点钟就得起床,长此以往严重干扰生物钟,影响工作效率。时间紧、任务重,高标准高质量要求导致工作强度高,很容易引起疲劳,导致工作失误,造成操作不规范。

工作人员责任心差,不按相应制度认真做事。不按规定执行,不认真检查都会导致差错,甚至从审方、贴签、排药、配置到最后打包审核,这些环节中都可能出现问题,并且问题不解决会一直积压到最后,甚至将错误送至病区。

(三)药品问题

药品问题主要是贴签摆药容易出错。

原因:药品分类繁多,包装、颜色类似。

表现:PIVAS 配置所用药品存在不同药品包装、颜色类似,相同药品规格不同,所需剂量不同的现象,容易引起差错。比如:配置一种成品药物 A 需要 1 规格的 a 药品 50 mL,但是相邻配置的药物 B 需要 1 规格或者 2 规格 60 mL 的 a,因为所需剂量仅展示在液体袋巴掌大的标签上,1 规格和 2 规格外观也相似,如果专业知识不扎实或者经验不足容易配置出错。

根据药品仓储摆放规则,不同规格的同种药品会相邻摆放,使用时不仔细分辨容易拿错。

不同种药品包装类似、颜色相近的也容易放错位置。

(四)装备问题

装备问题主要表现为药筐清洗难、注射器易用混、审方时间过长。

原因:种类多,电子信息系统不完善。

表现:装具药品与液体的药品筐与药箱需要每天清洗、消毒,由于药品种类数量繁多,所需药筐与药箱数量也很大,增加了清洗的难度。

审方时如遇到不合理医嘱没法适时通过审方系统反馈给医生,只能电话通知,增加了工作量。

药物配置用注射器种类繁多,并且需要根据配置药品瓶包装的性质与大小转换注射器使用,增加重复劳动,拖长了配置时间。如果选错针头会增加胶塞的风险,也会使抽取的药品剂量有误差。

（五）环境问题

环境问题主要为环境杂乱,药品拿取不方便。

原因:空间布局不合理,药柜设置分散。

表现:工作人员往往需要走很远的路到达药品放置区,并在不同的仓库与不同的药柜之间穿梭找取所需药品。

不需配置的成品药品分配区与审方区拥挤在仓库与配置仓之间狭小的走廊。成品药品分配所需的药品与液体数量多,加上走廊空间小,显得非常凌乱。

普通药品配制间每天上午需要容纳16人同时做配置工作,空间狭窄,人员行动不畅。

PIVAS流程分析鱼骨图如图6-7所示。

由此可见,PIVAS现有工作中存在差错率大、工作效率低、员工积极性不足等现象。很大程度上都与流程不完善、人力资源使用不均衡、药物储存不细化、装备使用操作规范标准化程度不高、设施布局不合理有关。以下研究将结合精益管理的思想与方法完善工作流程、均衡化人力资源使用、明晰岗位职责、标准化操作规程、优化空间布局。

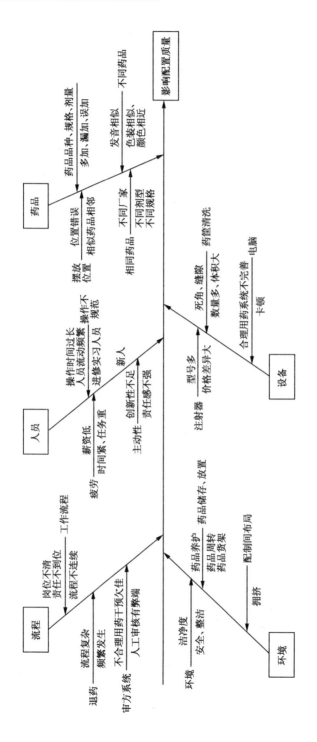

图 6-7 PIVAS 流程分析鱼骨图

第三节　PIVAS 精益管理改善的方案设计

进行精益改善设计需要根据精益管理的概念并且以人员发展为核心。追求以人为本，始终把员工与患者放在工作开展的首要位置。以管理哲学为支柱，将管理决策建立在长期管理的基础上，为此牺牲短期财务目标也在所不惜。让领导有能力进行全方位的管理，让员工有足够的专业技能去胜任工作。并且领导要起带头作用，践行医院自身价值观与哲学，让员工与患者在这个体系中运用精益工具和实施精益管理变得容易。

利用精益管理的技术工具如 ECRS 原则、可视化管理、6S 法、看板管理等真正称得上精益的管理方法。在这个体系中，领导者还得是指导者，能够鼓舞人心带领团队朝着目标前进。尊重员工，寻求员工的帮助，让员工寻找自身问题，并对他们进行专业培训。让由领导下指令并想办法让员工明晰指令的模式转变为每个员工积极参与到改善中的场景的模式。从此，员工主动改善自身工作，并且乐于提建议，促进持续改善。

研究者把"浪费无、价值增"作为管理准则，首当其冲实践精益管理思想，并寻求推进精益管理工作的方法。在对 PIVAS 全体人员进行精益管理与工业工程专业知识的培训的基础上，让员工理解精益管理的内涵与实质，明确自己工作中哪里有问题与怎么解决问题，逐渐形成全员参与、乐于参与的积极场面。

一、完善工作流程

根据价值定义与浪费的评判标准来看，似乎在工作中的许多走动与耗时是非必要的增值活动。比如：药剂技术员需要行走一段路程来到药品车前，然后拉动药品车去药品储藏室；药剂师需要来回走动拿取药品车上的药品，要从工作台走到药品分类筐前放置液体。这些走动的时间都是非增值的。

那么,为何不把药品车直接放置在药品储藏室呢?为何储藏室不能与配置仓挨着呢?为何不把药品分类筐放在工作台附近呢?答案是不可以。

首先,需要从整体的系统规划角度考虑。由于药品车是在 PIVAS 里面最主要的运送工具,在很多工作流程都需要运送环节,都缺不了药品车的存在,所以不可能将其固定在一个位置放置,这会造成资源的浪费,并且更不可能让药品车随时跟随药剂技术员左右。

由于整体 PIVAS 环境布置的要求,加上配置药品的配置仓对高安全系数的要求,以及配置药品时必须要仓外人员能适时监控来识别配置时间与流程规范以便于管理等因素,导致储藏室与配置仓必须有一个缓冲区域。

在 PIVAS 科室存在一个更典型的例子:首先,审方环节。药剂师需要对诊治医生开具的医嘱中的药物剂量以及药物反应进行检查。其次,配置环节。药剂师需要对药剂技术员准备好的药品以及清单进行双重检查。再次,配置结束。配置二人组都会对配好的液体进行双重检查。最终,用药环节。护士对所用药品种类与剂量是否对应患者进行双重验证。

这一整套的工作流程中,每一个节点都涉及对药品的检测。之所以允许如此看似繁冗的流程存在,归根结底都是为了使最终客户——患者免受药品差错的伤害。但是,这些工作从精益管理的角度来看被认为是"浪费"。真正的精益思想家所从事的精益都是从流程中找到预防错误发生的方法,而非采用这种事后检测以及双重检测的手段发现并排除错误。但是,在真正可以预防错误发生的方法有效实施之前,这样的事后检测方法仍然是非常重要并且有效的保护患者的必要环节之一。

完善一个现有的流程首先要做的是将着眼点放在缩减成本上,通过提升个人与部门的工作效率进而转移到流程本身上。改善后的流程强调缩减流程、减少延误、扫除工作中的障碍。并且,较好的流程往往能减少成本、提高效率,以致减少员工负荷、提高患者满意度。

其次,应使流程运行得像流水般顺畅。在丰田模型中顺畅的流程与质量共同撑起了精益大厦。就像因为自动扶梯不需等待,人们上楼时排成列坐自动扶梯间隔上楼比挤成一团去坐厢式电梯更顺畅。更像船在平静的河面比在有突兀石头的河面行驶得更快一样。一套顺畅的流程不仅能使整个工作畅通高效,也让发现具体环节中的阻碍变得容易。进而能更快地解决问题,促使流程趋于完善。

根据以上流程完善的精益思想与方法,提出流程优化的措施如下:

(1)利用ECRS方法将流程中的审核处方、打印标签和标签分类三个节点合并为一个

在审核处方并划分批次后打印标签时,直接按批次直接打印,减少了打印标签后再去排序的工作。将核对贴签中的"将液体推至本人配置区域与预摆所需配置液体"去掉,在入库的时候直接将液体按配置区域划分分类放置。这样就大幅度缩减了液体搬运与预摆时间,减少了工作量。药品入库时即根据贴签人员贴签固定区域放置,减少贴签、药品盘点乃至配置时的二次甚至是多次搬运。并由负责贴签人员负责管辖入库的药品,减少药品管理的人员配备与管理质量难题。

(2)将PIVAS审方系统与门诊医生的诊疗系统互通

PIVAS审方系统与医生的诊疗系统互通后,每当审方遇到不合理医嘱时即可以在审方系统中直接指出不合理之处并提出建议,然后门诊医生能适时看到医嘱变更申请。这样,审方人员在给门诊医生反馈完医嘱情况以后,可以继续进行审方工作,使审方流程变得更流畅,节省了审方时间成本。

(3)将不合格医嘱截屏,并标注不合理的原因

将审方过程中遇到的不合理医嘱每天进行分类整理,每周、每月汇总,定期向诊治医生反馈错误发生情况与概率,共同避免问题发生并探讨解决问题的办法,达成共识,减少审方时间,增加工作效率。

（4）在药品配置环节，将"相似"药品归类后由专人集中配置

将那些配置时需要几个成品药物才能完成一个剂量药品的配置集中在一起，由工作经验丰富、工作细心的员工配置。

将所需药品种类、剂量相同的液体集中在专门工作台由专人配置。摒弃之前一个工作台只能摆放 7～9 袋液体，并且由于药品种类不同而频繁更换注射器的缺陷。

一次性将所需配置液体 30 袋标签朝上放置在配置者工作台左侧，配置人员以配置 10 袋药品更换一次注射器为单位配置左侧液体，然后将配置好的液体标签朝下放到工作台右侧，减少了每配置一袋液体更换一次注射器的时间与资金成本。护理员只需同时拿取 30 袋液体时逐一核对检查，配置完分科室时核对检查，省去了配置时的逐袋检查的时间，降低了时间成本。将部分需要频繁转换思维费脑力工作转换为思维简单、动作重复的机械性劳动，一定程度上降低了差错率。

（5）设立负责处理退药工作的专门人员

让以前由药物配置人员做的退药工作由设立的专人负责，并在相应的配置环节让其参与到传递满筐药品与为药品车补充药品和液体的专门工作中。不仅能减少转换工作对配置人员造成的干扰，更能提高药品的周转效率。

（6）药品配送分批分流

将配置完的药品按批次配送以错开电梯使用高峰，并且避免因为集中配送带来的资源紧张导致的差错问题。

科室流程不应仅仅是一步步的标准化完善，还需要制定严格执行的制度，人人遵守，赏罚分明，等待大家尝到规范操作的甜头以后，会更愿意在工作中发现问题，解决问题，改进工作，最后将工作流程一步步达到最优，如此的良性循环会让大家养成规范操作的习惯。

改善之后的流程如图 6-8 所示。

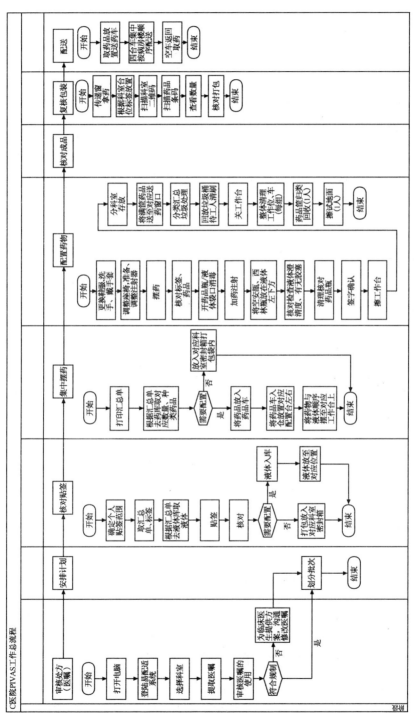

图 6-8　PIVAS 改进后总流程

二、均衡人力资源配备

（一）设立多层级管理模式

遵循护士长—大组长—组长—组员的层级模式，各层级负责相应的工作，做到更加专业化地参与工作。让药师与护理人员有对应个人技能水平的从上到下的领导职位，体现个人工作价值，提高工作积极性，将能力与层级和绩效挂钩，进行专业的技能与岗位培训，使各级工作人员达到所需的技能水平与相应的劳动收入。

（二）培养一体化配置团队

加大专科人员培养力度，各专科配置组为技术优化团队，包括专业组长与专业组员，人员相对固定并轮转。比如，分批设置成两组，一组主要负责化疗以及危害比较大的药品配置，另一组负责普通药物的配置。

（三）全新带教模式

在新员工充分学习《PIVAS 工作手册》的基础上，让有经验的老员工带动新员工。在新员工经过考察通过后，要及时帮助新员工掌握必备的知识和技能，对于错误要及时指正，帮助新员工养成良好的工作习惯，在做的好的地方及时表扬，树立新员工的积极性和信心。

（四）弹性排班

在分配工作的时候，将工作能力与个人性格都考虑在内。

根据相应周期实际配置量安排不同的上下班时间，既降低了工作压力，又提供了充分的学习与休息时间，有利于人力资源的合理分配，更使得工作人员可以以更好的精神状态进行工作。在配置量大，配置任务重的 01 批次保证足够的人手，在其他批次视情况相应地减少人员配置。

医院诊治量也会随着季节有一定的变换，比如秋冬转换季节会有一些疾病盛行导致病患增加，相应的静脉配置药品的需求也会增加，进而 PIVAS 的工作量也会增加，这时候就需要 PIVAS 适时地调整相关工作员工人数。在就诊人数减少静脉配置药品需求量降低的时候,就需要相应减少配置工作方面人力资源的使用。要使配备、搭配人员方面更能体现人性化与科学合理化。

(五)交替安排配置班和辅助配置班

PIVAS工作有强度高、压力大、风险高等特点,高强度的流水式配置工作常常需要持续2~3小时,工作前大部分工作人员只能简单吃饭,少量饮水。工作的特殊性质对工作人员身体素质有较高的要求。员工手部肌肉在经过长时间抽取药物的重复劳动后易造成过度疲劳,固定的配置姿势易导致腰肌劳损。为减少职业损伤,第一天配置班的人员在第二天应安排辅助配置任务。在班次安排上应一视同仁,公平合理,并且尽可能减少工作压力与强度。

(六)计划性排班,保证机动空间

在保证工作顺利进行的同时,应尽量满足护士的个人需求,提前一周公布排班表,预留充足的人力资源调配时间,在遇到特殊需求时有足够时间进行统筹安排。

(七)根据工作量与所提精益改善建议的实用性来设置奖励

工作期间设立定期考核,考察配伍禁忌、一品多规、新上药物的注意事项,督促员工加强自身专业修养,提高工作效率。发掘在科室改善与自身工作方面成绩突出者,在科室内表彰,并以点带面起到引导与示范作用。应将成绩纳入绩效考核范畴,作为晋升与划分层级依据的一部分。

每周三、五召开精益工作总结会议,将员工在工作中发现整理的问题及其解决建议整理,明确其中确实存在并有改进价值的问题,在精益思想与方法的指导下提出解决办法并实施。从绩效奖里拿出一部分现金作为奖励金,对于采纳的问题给予一定的现金奖励,同时作为绩效考核依据的一部分。

(八)搭建更多的外出交流学习平台

为有能力并愿意接受进一步提升的人,提供培训与深造的机会,提高大家的工作积极性。对于改善后节省的人力不空置,让他们成为带领科室精益改善的人员,将改善成果整理成文对关联科室以及医院进行培训交流,这样也更能体现精益改善是对个人自我提升的过程,更能带动相关上下环节的优化,更加体现 PIVAS 精益改善的价值与成果。

三、加强药品管理

(一)减少药品混淆

将颜色、包装相似易混淆药物分开在不同的工作台摆放配置。

将难溶粉针剂固定工作台,专人配置,减少药剂使用错误的几率,降低资金成本。

(二)规范化药品管理

除了未拆箱药品,每个保存拆开盒子药品的储药筐或者柜都得分类对应标识药品名、剂量与厂家。

在药柜设置药品摆放次序对应的看板卡,并标明此区域药品负责人,如图 6-9(a)所示。负责管理药品的员工必须严格遵守操作规范,定期盘点、养护,做好药品的安全、质量保证工作。

(三)可视化管理

1.设置不同颜色的储存药物的筐子,不同批次的物品放置在不同颜色的药筐,便于识别。将取好待配置的常规药物与高危药物区别放置,便于识别。对配置量大的药品所需的液体与药品相邻储物柜放置。

2.设立《相似、相同药物识别本》,实时更新容易混在一起拿错的药品的目录,在诸如不同批号、不同厂家等易混药品区设立警示标志,如图 6-9(b)所示。将近效期药设立提示牌,如图 6-9(c)所示。让摆药人员优先选用近效期药品进行配置。化疗等高危药物配送时在盒体粘贴"化疗药物"标识,如图 6-9(d)所示,时刻提醒员工,做到谨慎、正确取药。

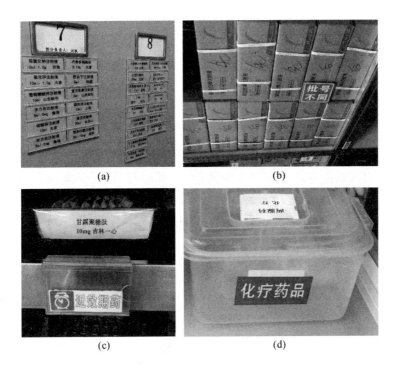

图 6-9　药品可视化管理

四、标准化操作规程

（一）器具标准化

1. 注射器按三分之二溶液占比选择。换用侧孔针头。

2. 改良振荡器，让其一次震荡更多的难溶粉针剂，减少难溶粉针剂配置等待时间。

（二）操作标准化

1. 抽取液体时，严禁将药瓶倒置，配置时选择适合型号的侧孔针头抽取药液。

2. 整理并规范科室工作流程，形成《PIVAS 工作手册》。制定每个操作程序的操作细则，不仅便于老员工将自身工作标准化，更能为新员工提供一份学习参考，减少带教时间。提高人力资源利用率。

（三）可视化管理

采用可视化管理将特殊性质药物加"－"标示，配置时非整支药物用"f"标示,需要避光保存的药品在标签上画"○",并实时覆盖遮光纸。

五、优化空间布局

(一)运用6S,规范配置间管理

1. 整理、整顿配置间物品

为了保证能在第一时间取得所需物品,需要将 PIVAS 的物品全部分类、分区域放置。使配制间物品做到"用时可见,见到能取",减少取用时不必要的时间支出。将所需物品尽量不放在配置仓。将不需配置的成品药品分配区转移到配置仓最里面隔壁的长走廊。

2. 清扫、清洁、安全

帮助配置间达到高清洁度安全要求标准,减少因污染带来的配置风险。

配置间获得清扫了,环境安全就能得到保证。为了规避不合理用药带来的风险,为了确保用药安全,所有的操作必须严格按照洁净管理规范操作。环境中有许多的病菌以及微粒的污染,获得性感染的发生率非常高,为了避免这种情况,洁净管理成为 PIVAS 管理工作的一个重点。如果 PIVAS 的工作环境洁净了,药品配置环节受到污染的概率势必会降低很多。

3. 素养

PIVAS 的现场清洁制度非常严格,只要我们紧紧围绕此制度按程序、按需开展清洁工作,就能得到一直干净整洁的工作环境,更能让置身其中的工作人员保持心情舒畅,进而提高工作积极性。在这种良性循环中,人人都养成了良好的卫生习惯,这样不仅保证了配置环境安全,更能提高配置质量。PIVAS 配置机械程度比较高,在追求这种简单重复劳动的同时,虽然减少了工作之中的脑力劳动,但同时对工作人员动手能力的要求就大大提高。静脉用药直接输入血液循环,短时间内遍布全身,如果工作人员操作不当,容易造成很严重的后果,所以工作人员在工作中绝对不能出现懈怠的情绪。PIVAS 的工作不是谁都能胜任的,这里的工作环境与工作要求都是"恶劣"的,你必须忍受得了极其安静的工作环境,必须能全神贯注投入到枯燥的重复性高的工作中来。如果你都可以,那你就是绝佳的 PIVAS 人选。因为这样的配置工作环境才能保证患者用药安全。

6S 管理后的效果如图 6-10 所示。

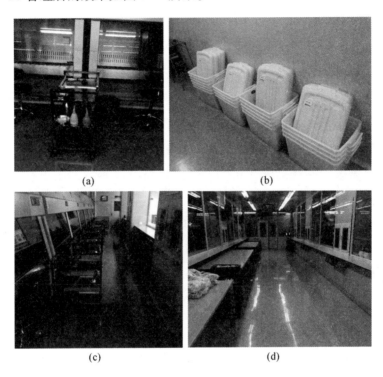

(a)   (b)

(c)   (d)

图 6-10　6S 整顿效果图

(二)利用可视化、看板管理做到信息流的良好传递

在医院中看板管理的目标在于确保患者和医院员工所需供给能够保质、保量、随用随到,减少等待时间,将库存水平降至最低。看板管理很少出现库存缺货的问题,并且提供的材料具有更高的可用性。[①]

(1)科室所有的设备、仪器设置专人专管模式。在设备仪器上张贴

---

① 参见[美]马克·格雷班:《精益医院:世界最佳医院管理实践》,张国萍译,机械工业出版社 2011 年版,第 120～127 页。

包括负责人姓名、仪器简单信息的告知卡,将同种设备编号管理。

（2）建立设备仪器使用状况巡查制度,及时发现故障设备,并做明显的标识,由设备负责人通知后勤部维修。

（3）对于大型设备,在固定贴签区域等设置地面图示,设备统一摆放。

六、持续改善

良好的持续改善营造的氛围应该是每个员工都愿意积极参与到改进中来,主动提出问题,并改进自身工作的场景。员工所做的工作不仅都能有效于客户,并且有助于促进组织的发展。

精益管理将之前的"东西没坏,不用去修"变成"机器虽没有问题,我们是否能做一些措施让机器不坏",而持续改善继续把思想推动到"来,我们让机器越来越完美"上来。

良好运转,取得成效的精益管理体系需要具备如下环节:

（一）定期的流程审核并且及时修正

审核包括是否严格执行了优化后的流程,执行了以后是否存在不足,对于不足提出改进目标,找出并分析原因所在,并能提供进一步优化的策略,最后评价最终效果。将这一系列的改善模式经过磨合改进成PIVAS适用的模式,在持续改进中进步,形成良性循环。

（二）定期绩效评估

通过量化评估的方式让员工了解部门的运转。这项评估往往关乎员工切身利益,更能引起重视,增加积极性。需要注意的是评估需要公开透明,并能具有统计学意义便于协助开展下一步工作。

（三）质量持续改进

设立切实可行的结合 PIVAS 的每周目标,目标需要看得见、摸得着、可以实现量化,让大家知道"我要干什么,我得去怎么做"之后,对每个人的工作进行巡查,根据目标完成情况进行打分,将结果与个人绩效考核挂钩,完成的不好的,分析原因,继续改进,直到结果满意为止。

下面以午班作为质控目标示例（见表6-9）:

表 6-9   质控目标示例

分类	占比	项目	标准说明	分值	评分原则	考核评分	情况说明
日常业务管理	70%	按照标准操作规程(SOP)完成业务工作	1.遵照午班工作流程,完成成品输液配料。合理分配人力资源,13:40前成品输液运送出料。2.不发生出门差错。3.处理临床科室反馈问题及时到位,服务态度良好。	20	发生或未完成一项扣5分		临床电话处理:临床咨询问题电话,要解答到位;请领药品或交接其他服务要求(退药)要交接审方人员。
		涉及工作区域药品、物品定摆放	1.药筐分类归位整齐。2.审方区桌面整理整洁,药品(退药、节余)按要求归位摆放。3.复核包装区域包装整理有存存在箱内。	20	发生或未完成一项扣5分		
		阴凉库使用	1.阴凉库空调正常运转,温度是否在正常范围内,如果温度不正常要联系维修人员并且交接班登记说明维修进度。2.调平汇总时,药品归位摆放整齐,各药盒内拆零药品不超过拾支。	15	发生或未完成一项扣5分		
		工作落实	1.青霉素登记本、交接班本记录。2.临床科室实物退药申请同在当日12:30前的进行领退药登记本清点对数。3.物流外运送箱,数据扫描,数量清点对数。4.Eps数据相像扫描,压差,低温库温度,监控录像交接班前检查是否在正常运转,若出现异常联系维修系统并上报登记。	15	发生或未完成一项扣2分		交接班落实:午班人员与审方人员交接班,做到位到岗,交接到岗人,交接口述到人,落实签字。
制度管理	20%	遵守部门劳动纪律	1.按时到岗,不迟到,不早退,不擅自离岗。2.不携带手机等通讯设备,在岗时不看无关书籍。3.工作场所不大声喧哗聊天。4.服从科室安排,班次调换者需对高并上报经同意方可调换。	20	发生或未完成一项扣5分		

（四）日常的团队会议

这种会议需要每天举行,有标准化方式,地点不一定非要去大会议室坐下慢慢谈,可采用临时发现问题就当场商议以及解决的会议形式。

（五）奖励有效的持续改进与建议

从科室节约的资金里面拿出一部分,设立奖励机制,对于发现实质性问题的与提出有效改善方法并取得成功的分别给予现金奖励。鼓励大家进一步发现问题,改进工作,从而会进一步节约科室资金成本,形成一个良性循环。

持续改进的环境非常突出的一点就是员工乐于、善于提出问题与改进建议。问题与建议都是实质性的,可实现的。有效的建议很快能得到运用是必不可少的。这其中领导的支持与鼓励以及善于与员工沟通也是非常重要的。

第四节 精益改善效果分析

一、配置时间缩短

在 2017 年 2 月精益实施之后,于 2017 年 3 月到 2017 年 6 月对改善后的 PIVAS 配置环节进行实地跟踪调查 60 天。在不同时间点多次运用时间研究法,利用计时工具对 PIVAS 的 01 批配置情况进行直接连续的观测并记录数据。表 6-10 所示为某次记录的时间表。

表6-10　　　　　　2017 年 5 月 10 日测定时间表

工作日期	2017.5.10		配置总数	4790 袋		计时开始时间		8:15		
	周期序号									
流程	1	2	3	4	5	6	7	8	9	10	11
摆药	3 s	4 s	3.4 s	3 s	3.5 s	2.6 s	3.3 s	5 s	3.6 s	2.8 s	3 s
开药、消毒瓶口	20 s	25	16 s	22 s	16 s	23 s	20 s	24 s	23 s	15 s	19 s

续表

工作日期	2017.5.10	配置总数		4790 袋		计时开始时间			8:15	
	周期序号									
流程	1	2	3	4	5	6	7	8	9	10	11
开注射器	2 s	3 s	2 s	3 s	1 s	2 s	3 s	2 s	2 s	1 s	3 s
配置	7 s	6 s	7 s	8 s	9 s	6 s	7 s	9 s	6 s	5 s	5 s
收垃圾、分科室与擦工作台	3 s	5 s	2 s	3 s	4 s	3 s	3 s	6 s	3 s	4 s	5 s

由于改进流程后的收垃圾、分科室与擦工作台由药师与护师两个人同时完成,所以合并统计。

通过对流程的测定与数据记录,我们可以得到优化后 PIVAS 配置流程各环节用时(见表6-11)。

表 6-11 优化后 PINAS 各流程作业时间

摆药	3.4 s
开药、消毒瓶口	20 s
开注射器	2 s
配置	6.8 s
收垃圾、分科室与擦工作台	3.7 s

对比优化前后各流程数据,总用时与各个流程环节的用时都是减少了的。其中,改进后收垃圾、分科室、擦工作台三步工作进行合并统计为3.7 s,同样优于改进前的 1.3 + 4.4 + 0.9 = 5.6 s。

图 6-11 更直观地展示了改善前后各流程的用时与总用时。

由此得出 PIVAS 配置一瓶药品平均用时为 36 s。与改善前的 60 s 相比时间缩短了40%。精益改善效果明显。

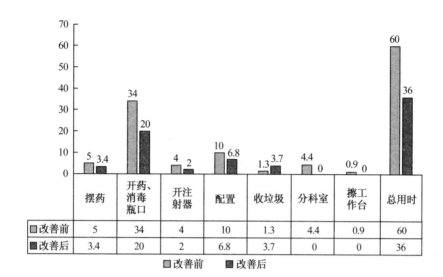

图 6-11　改善前后配置用时对比

二、配置质与量提升

优化后统计 2017 年 3 月到 2017 年 5 月 PIVAS 配置药品的配置量与不合格数,并将优化前的 2016 年 11 月到 2017 年 1 月的数据合并罗列,对比发现优化后 PIVAS 配置药物的总量明显提高了,由优化前的每月 144000 袋增至每月 156000 袋,增长 12000 袋,增长率达 8.33%。不合格数在逐步降低,由每月 210 袋降低至每月 50 袋,减少 160 袋,减少 76.2%。药品配置合格率得到有效提升。这说明在 PIVAS 的精益管理让患者的用药安全性与可靠性进一步得到保障。如表 6-12 所示。

表 6-12　　　　　　　优化前后配置量汇总

	配置量(袋)	不合格数(袋)
2016 年 11 月	144000	210
2016 年 12 月	149000	190
2017 年 1 月	146000	220
2017 年 3 月	152000	75

续表

	配置量(袋)	不合格数(袋)
2017 年 4 月	158000	60
2017 年 5 月	156000	50

利用图表对所得实验数据进行更直观的展示(见图6-12)。

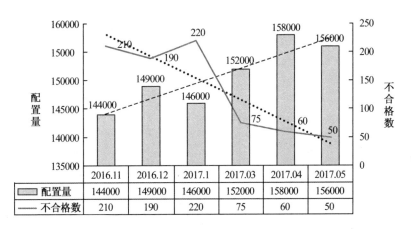

图 6-12　优化前后药品配置质量

三、PIVAS 每日工作用时缩短

对比表6-13与图6-13可以看出,优化后PIVAS药品配置平均用时开始时增高,这是由于优化后采用新方法工作需要有一个简短的适应期。之后的数据显示药品配置平均耗时逐步减少,配置时间由最初的210分钟降至180分钟,减少了30分钟,降低了14.3%,说明新的工作方式已经获得良好应用。精益管理已经在提升PIVAS工作效率上取得不错的进步。

表 6-13　　　　　　　　PIVAS 药品配置时间统计

	配置平均开始时间	配置平均结束时间	配置平均耗时
2016 年 11 月	6:00	9:30	210 分钟
2016 年 12 月	6:00	9:45	225 分钟
2017 年 1 月	6:00	9:40	220 分钟
2017 年 3 月	6:30	10:15	225 分钟
2017 年 4 月	6:30	9:45	195 分钟
2017 年 5 月	6:30	9:30	180 分钟

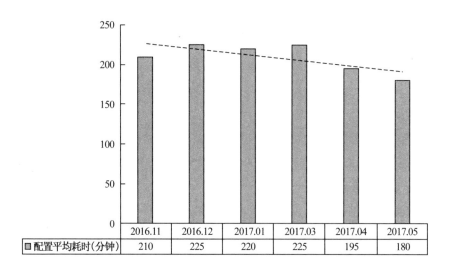

	2016.11	2016.12	2017.01	2017.03	2017.04	2017.05
配置平均耗时(分钟)	210	225	220	225	195	180

图 6-13　每日配置平均耗时走势

四、员工满意度提升

"以人为本"体现的是精益管理的核心,在 PIVAS 的表现就是员工的发展。员工的发展包括很多方面,如知识技能的提升、绩效的提升、工作负荷的降低、工作时间的减少等。要想取得这些发展,就得正视阻碍,揭露问题,让员工根据实际情况进行实验解决问题,达到发展的目的。通过这种管理模式建立起来的良性循环里,改进收到成效,就会想要更多改进,员工乐于改进自身工作,改善工作环境,将最终价值趋向转到自愿提升对患者的服务质量上来。因此,精益管理最终的体现是患者满意度。但是,在PIVAS的员工并不与患者直接接触,直接的服务对象是患者需要的药品,所以研究员工满意度数据更能体现PIVAS精益管理的成效。优化前后37位员工满意度如表6-14所示。员工满意度由优化前的$(83.25 \pm 5.52)\%$增加到改进后的$(97.00 \pm 3.28)\%$,满意度明显得到提升。

表6-14　　　　　　　　　　改善前后满意度对比

	优化前(%)	优化后(%)
满意度	83.25 ± 5.52	97.00 ± 3.28
T	3.360	
p	$p \leqslant 0.01$	

第五节　结论与展望

一、结论

本文以C医院PIVAS的工作实际为研究基础,结合精益管理的理论与方法进行精益管理实践研究。通过实际观察发现并总结PIVAS管理所面临的一系列问题。并对这些问题从流程、员工、药品、装备、环境等方面提出改进措施并加以应用。最后得出如下结论:

(1)找出了PIVAS精益管理的可能性与改善空间,依据精益管理与工业工程相关理论进行优化的思路与目标,制订了包括完善的工作流程、均衡的人力资源配备、标准化操作流程,并能持续改善的精益管理方案。

(2)通过精益管理研究,提高了C医院在PIVAS中药物的配置效率和配置质量,降低了工作成本,提高了员工满意度。

(3)对之后 C 医院其他部门以及其他医疗单位进行精益管理研究具有指导与借鉴意义。

二、展望

没有完全的"精益"。随着我国医疗市场的发展与进步,精益管理在医院各个方面的应用会越来越广泛而专业。我们不能说我们完全做到了"精益",因为完善的精益是无止境的。就像曾经耳熟能详的一句广告词"没有最好,只有更好"。开创并运用完善了几十年精益实践的丰田公司虽然在各方面都已经超越了大部分同类的竞争对手,但是他们还是会经常面临浪费等诸多问题亟待解决。

精益管理成医院发展的良好推手,亟待推广完善。任何医院都是一个整体的系统,医院的每个过程都是衔接的。医院需要通过自上而下的研究来实施整个系统的精益管理,才不会导致为了获取部分收益而损失了总体的利益。精益管理研究不能仅仅局限在某个部门、某个科室,应该考虑医院工作的每个环节,甚至延伸至整个医疗系统的所有工作,链接到跟医疗系统相关的行业,进而慢慢地整个社会都参与到精益管理的实施中来,那我们未来面对的将是一套软硬件良性结合的、流程通畅的、自动化的、标准化的集成性医院信息系统、医疗信息系统乃至整个社会的信息系统。

三、不足

由于时间的不足,本文研究的精益医院实施跨度不够长,难以搜集更多精确的、干扰因素足够小的数据,以致于得到的研究结果可能不够深入细致。

对于 PIVAS 精益管理的实施,还需延伸到下游的用药病房以及上游的供药商那里从而获得比较全面、更具说服力的精益管理研究数据,那样得到的优化效果也会更明显。就像发动机的齿轮一样,虽然起初表面光洁如新、性能良好,能够运转流畅,动能消耗少,但是如果其所推动的以及推动此齿轮的其余齿轮是生锈的、运转慢的,那总体来说即使开始此发动机可能通过精益改善运转较快了些,但是时间一长,由于前后环节的阻碍,大家还是都会回到一个节奏的。所以希望在今后的学习与工作中能够做涉及 PIVAS 上下环节的精益管理研究,为我国医院的精益管理做出更多的贡献。

第七章　5S 管理

5S Management

第一节　5S 管理概述

"5S"是整理、整顿、清扫、清洁和素养这 5 个词日文汉字罗马拼音的首字母的缩写。"5S"是指在生产现场对人员、机器、材料、方法、环境等生产要素进行的有效管理。该方法是用于创建和保持组织化、整洁、高效的工作场地的过程与方法,可以启发、教育和养成良好"人性"习惯。

"5S"活动起源于日本,并在日本企业中得到广泛应用。1955 年,日本的 5S 的宣传口号为"安全始于整理,终于整理整顿"。当时只是推行了前 2 个 S,其目的仅是为了确保作业空间和安全,后来因生产和品质控制的需要而又逐步提出了后 3 个 S:清扫、清洁、素养,从而使其应用空间及适用范围进一步扩大。到了 1986 年,对日本的 5S 的介绍不断增多,极大冲击了整个现场管理模式。在以丰田公司为代表的企业倡导推行下,5S 对于塑造企业的形象、降低成本、准时交货、安全生产、高度的标准化、创造令人心旷神怡的工作场所、现场改善等方面发挥了巨大作用,逐渐被各国的管理界所认识。随着世界经济一体化的发展,5S 已经成为现场管理的一股新潮流。

根据企业进一步发展的需要,有的公司在原来 5S 的基础上又增加了节约(Save)及安全(Safety)这两个要素,形成了"7S",也有的企业加上习惯化(Shiukanka)、服务(Service)及坚持(Shikoku),形成了"10S",但是万变不离其宗,所谓"7S"或"10S"都是从"5S"里衍生出来的。

5S管理模式发展至今,已成为一种非常实用的管理技术,已在西方发达国家和一部分发展中国家广泛推广与应用。近年来,我国的一些企业及包括医院在内的服务组织把5S管理应用到日常管理中,取得了一定成果。

第二节　5S管理的内容

一、内涵

(一)整理(Seiri),要区分要与不要的东西,现场只放置需要用的东西

这是开始改善生产现场的第一步。其要点首先是对生产现场现实摆放的各种物品进行分类,区分哪些是现场需要的,哪些不是现场需要的;其次,对于现场不需要的物品,如剩余的材料、多余的半成品、切下的料头、切屑、垃圾、废品、多余的工具、报废的设备、员工个人生活用品(下班后穿戴的衣帽鞋袜、化妆用品)等,要坚决清理出现场。这样做的目的包括以下几点。

1.改善和增大作业面积。

2.实现现场无杂物,行道通畅,提高工作效率。

3.减少磕碰的机会,保障安全,提高质量。

4.消除管理上的混放、混料等导致的差错事故。

5.有利于减少库存,节约资金。

6.改变工作作风,提高工作情绪。

该项工作的重点在于坚决把现场不需要的物品清理掉。要彻底搜寻和清理工作场所里各个岗位、设备、通道的前后左右、厂房上下、工具箱内外等,涵盖各个死角,做到现场无不用之物。这一步,是树立好作风

的开端。有的企业为了既做到这一条,又照顾到员工摆放个人生活用品的实际需要,采取了相应措施。如有的在车间外专门设置员工休息室和存放衣帽的专用橱柜;有的利用两个车间跨柱之间的空间,专门用于员工存放个人用品等。

（二）整顿（Seiton），把需要的人、事、物定量、定位

经过上一步整理后,对生产现场需要留下的物品进行科学的布置和摆放,以便能以最快的速度取得所要之物,在最简便和有效的规章、制度、流程下完成事务。整顿活动的要点如下:

1.固定摆放物品的地点和区域,以便于寻找和避免因混放而造成的差错。

2.科学合理地选择物品摆放地点。例如,根据物品使用的频率,将常用的东西放得近些(如放在作业区内),偶尔使用或不常用的东西则放得远些(如集中放在医院某处)。

3.物品摆放目视化,使定量装载的物品做到过目即知,摆放不同物品的区域采用不同的色彩和标记。

合理摆放生产现场物品有利于提高工作效率,提高产品质量,保障生产安全。

（三）清扫（Seiso），把工作场所打扫干净,当设备异常时马上修理,使之恢复正常

现场在生产过程中会产生灰尘、油污、铁屑、垃圾等,从而使现场变脏。脏的现场会影响设备精度,容易导致故障,进而影响产品质量,使安全事故防不胜防;零乱的现场更会影响人们的工作情绪,使人不愿久留。因此,必须通过清扫活动来清除脏物,创建一个明快、舒畅的工作环境,以保证安全、优质、高效的工作。清扫活动的要点如下:

1.要自己清扫自己使用的物品,如设备、工具等,不增加专门的清扫工。

2.着眼于对设备的维护保养进行设备的清扫。清扫设备同设备的点检结合起来,做到清扫即点检;清扫设备要同时做设备的润滑工作,因

此清扫也是保养。

3. 清扫是为了改善。当清扫地面时发现有飞屑和油水泄露时,要查明原因并采取措施加以改进。

(四)清洁(Seiketsu),整理、整顿、清扫之后要认真维护,保持完美和最佳状态

清洁,是对前三项活动的坚持与深入,目的是消除安全事故发生的根源,创造一个能使员工愉快工作的良好工作环境。清洁活动的要点如下:

1. 现场环境不仅要整齐,而且要做到清洁卫生,保证员工身体健康,提高员工工作热情。

2. 包括物品在内的整个工作环境都要清洁,包括进一步消除混浊的空气、粉尘、噪音和污染源。

3. 员工本身也要做到清洁,如工作服要清洁,仪表要整洁,及时理发、刮须、修指甲、洗澡等。

4. 员工不仅要做到外表的清洁,而且要做到精神上的"清洁",做到待人有礼貌,尊重他人。

(五)素养(Shitsuke),要求养成良好的工作习惯,遵守纪律

素养即教养,努力提高人员的素质、养成严格遵守规章制度的习惯和作风是"5S"活动的核心。没有员工人员素质的提高,各项活动就无法顺利开展。所以,开展"5S"活动,要始终着眼于提高人的素质。

开展"5s"活动要贯彻自我管理的原则。创造良好的工作环境,不能单靠添置设备来改善,也不能指望别人代为办理。应充分依靠现场人员,由现场的当事人员自己动手创建一个整齐、清洁、方便、安全的工作环境。使他们在改造客观世界的同时,也改造自己的主观世界,产生"美"的意识,养成现代化生产所要求的严格遵守规章、纪律的风气和习惯。由于是自己动手创造的成果,也就容易得以保持和坚持。①

---

① 参见徐盛华、林业霖编著:《现代企业管理学》,清华大学出版社2006年版,第353~355页。

二、特点

通过实施5S可以将"空间"腾出来活用,不把时间浪费在找东西上,消除"脏污",保持现场干净明亮,并通过制度化来保持成果,提升人的素养,使其成为对任何工作都认真的人。

三、意义及作用

"5S"在改善生产与服务现场环境、提升生产与服务效率、保障产品与服务品质、营造良好管理氛围及组织文化等方面都有显著效果:

(1)打造整齐清洁的工作环境,有助于提升组织形象。可使员工工作更积极,更有效率,从而为顾客提供良好的服务,提高顾客满意度,最终提升组织核心竞争力。并且由于组织形象的提升,会成为学习的榜样。

(2)提升工作效率与安全工作系数。工作环境整洁、规范,各种通道与标识一目了然,不用花时间寻找所需物品,使工作效率大大提升,工作人员安全的系数也相应得到提高。

图7-1为某医院手术室设备间实施5S前后的照片对比。①

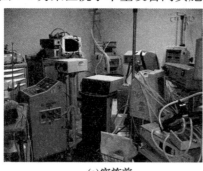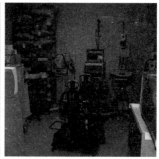

(a)实施前　　　　　　　　　　(b)实施后

图7-1　某医院手术室实施5S前后对比

---

① Furterer S L. (eds.), *Lean Six Sigma Case Studies in the Healthcare Enterprise*. London, Heidelberg, New York, Dordrecht: Springer, 2014: 145-169.

（3）提高产品质量。工作流程的规范化，使员工按照工作程序办事，减少出错的概率，使产品质量得到提升。

（4）减少浪费。降低很多不必要的材料以及工具的浪费，减少"寻找"的时间浪费，有效降低工时。

（5）提升组织文化。员工从身边进行小的改善就能获得成就感，更愿意为工作付出耐心与爱心，使员工养成反对浪费的好习惯。当每个人都努力做出改善时，良好的组织氛围与文化也就形成了。

第三节　使用方法与步骤

应用5S可遵循如下步骤：

步骤1：成立推行组织

步骤2：拟定推行方针及目标

步骤3：拟定工作计划及实施方法

步骤4：教育与培训

步骤5：活动前的宣传造势

步骤6：实施

步骤7：确定活动评比办法

步骤8：核查

步骤9：评比及奖惩

步骤10：检讨与修正

步骤11：纳入定期管理活动中

应用5S要做到：

a.将现场需要的东西与不需要的东西分开，处理掉不必要的东西。如撤去不需要的设备、管线、工具、模型和个人物品等。

b.把要用的东西，根据使用频度分别放置，使能及时、准确地取出常用的东西，保持马上能使用的状态和谁都能了解的状态。如放置场所与通道的标志、物品及其管理者的标志等。

c. 去除现场的脏物、垃圾、污点，经常清扫、检查，形成制度，采取根治污物的对策。如彻底改善设备漏水、漏油、漏气以及易落下灰尘等状况。

d. 医院、现场、岗位、设备时时保持干净状态，保持环境卫生。如定期进行卫生、安全检查，采取防止污染、噪声和震动的对策，使现场明亮化。

e. 要加强员工修养，美化身心，做到心灵美、行为美。人人养成良好的习惯，自觉遵守和执行各种规章制度和标准。

第四节　应用案例①

某院将"5S"管理理念运用于病房治疗室管理，具体方法介绍如下。

一、整理

对治疗室所有物品、药品进行一次彻底大扫除，将所有物品区分为必需品和非必需品，现场只留下常用必需的药品、物品，以释放和充分利用空间，创造清爽的工作场所。

二、整顿

对整理之后留在现场的物品根据常用必需的原则进行整顿。通过整理，将普通备用药中的注射类药物由 70 种减至 10 种，口服类用药由 30 种减到 8 种；将病区常备的急救药品放于抢救车内，抢救药的数量由 10 支减少到 5 支；按照规定不再备用麻醉精神类药物。

1. 分类定位放置药品，做到标识明确。对高浓度药品如 10% 氯化钾等单独存放，并在柜子上贴上红色标签，提醒使用该类药物的注意事

---

① 参见刘平、滕敬华：《运用精益管理 5S 方法进行病房治疗室管理》，《医学美学美容（中旬刊）》2014 年第 11 期。

项。将同剂量不同名称的大输液摆放在同一层并且贴上显著的标识进行区分,以减少工作人员的摆药时间,避免药物的浪费及错误的发生。按药品的理化性质要求存放药物,配备温度计和湿度计,定期进行温度和湿度监测。

2.加强对药品有效期的管理。对同一包装盒内的药品依批次、效期远近排列,使用依次拿取,用完后及时补充并调整药品存放顺序。对小针剂在药品包装盒上粘贴可以更换的批号标识,以最近失效期为标识,及时更换。

3.建立定期对基数药品进行数量、质量检查制度,并做好记录。在检查中同时注意观察药品的外观、包装、标签、生产批号、有效期、质量等。

4.治疗室内的所有物品都按固定位置存放,严格区分有菌、无菌物品。一次性无菌物品分类装于小盒子内,外贴相应规格及型号标签;做到标识醒目并注明有效期,按使用频率及有效期先后顺序摆放;最常使用的物品,如护理用治疗盘放于固定且醒目的位置,不常使用的物品则放柜内保管,所有柜门贴统一打印的柜内物品名称标签,便于取用。

三、清扫

为保持工作场所的干净、整洁,其制定了清扫责任分区制度、谁使用谁清洁(管理)制度、科室日清扫制度、全科室月清扫制度等。

四、清洁

为建立良好的工作习惯,要求各班做好卫生整理工作,保持治疗室和各药柜的清洁整齐。

五、素养

培养全科护士在工作中养成人人形式化—行事化—习惯化,久之形成良好工作习惯,做到人人5S,时时5S,事事5S。

实施5S管理法后,该科治疗室备用药的种类、数量明显减少,实现了药品专柜放置,药物管理制度和查对、交班流程的执行率大大提高,彻底杜绝了药物过期和变质现象的发生,一次性物品的消耗明显下降。

第八章 标准作业程序(SOP)

Standard Operating Procedure (SOP)

第一节 标准作业程序的定义、产生及发展

标准作业程序(Standard Operation Procedure,SOP),是规定各项工作(作业)标准的正式文件,也翻译为"标准操作规范"或"标准操作程序"。它是将某一作业依照操作目的、操作步骤、操作要求以统一的格式描述出来,用来指导和规范日常的工作。[①]

18世纪和19世纪初期,企业生产规模小,产品简单,零件的生产工序比较少,劳动分工比较粗,很多产品的生产过程从头至尾甚至是由一个工人来完成的。工人操作基本采用师父带徒弟的方式传授技艺,没有标准的操作规范。19世纪中后期,随着机器和电力的广泛应用,企业规模逐步扩大,企业规模和生产技术的复杂性显著提高,劳动分工较细,师父带徒弟的培训方式已难以满足生产力的要求。SOP最早是为了满足制造业大量生产时的可互换性制造,也就是要求所生产的相同零件,其加工精度必须足够精确,从而在这些零件中任取一件装到任何一个同型号的机器上,机器的性能都能保持一致。这就要求加工零件的每一工序必须严格按照相同的操作程序和技术要求来进行加工,否则,所加工的

---

① 参见"标准作业程序(SOP)",https://baike.sogou.com/v7916979.htm? fromTitle = SOP.

零件即使差之毫厘也无法达到互换,当然也无法实现高效率的大量生产。也就是说,制造业对零件生产质量和生产效率的高要求催生了SOP。在制造业中,SOP一般指生产过程或装配过程中操作工人所使用的标准操作程序指导书。每一张SOP展示了某一特定工序的操作示意图、操作流程、所需物料及工装、质量标准等相关信息。工人在工作过程中依照SOP进行操作。而SOP最重要的就是"标准"二字,它表明SOP具有细化和量化的操作步骤,以此保证所制造出来的零件或产品的标准化和高合格率以及生产过程的高效率。因此,SOP的精髓就是将操作步骤中的关键控制点进行细化和量化,并形成标准。①

后来,随着社会的发展,各行各业都对工作的标准化提出了更高的要求。SOP在其他行业也逐渐推广开来,其中就包括医疗卫生行业。

随着科学技术的进步,医疗服务已经不是从患者走进医院的那一刻起开始提供,而是从患者接触医院或相关医疗企业的网站时就开始了。网站媒介的宣传介绍就需要有标准化的方式,通常是组织机构的介绍,服务部门的简介等等。这些网站上的宣介内容都需要有制式的规定,从而让医疗服务达到一致性的效果。从病人与家属进入医院等候挂号、医患间对话、接受医疗服务到离开门诊进入住院病房区或是离院返家,所有的服务过程中的环节都需要将业务流程总结建立起SOP。医患间对话,运送物品与协助病人移动等细节都需要统一标准,这样才能创造专业的医疗照护形象,提升服务品质。

第二节　标准作业程序的内涵、特点及作用

一、内涵

标准作业程序(SOP)是在有限的时间和资源范围内,为了执行复杂

---

① 参见[美]Wayne C. Turner 等:《工业工程概论》,张绪柱译,清华大学出版社2007年版,第6~12页。

的日常事务所设计的内部程序。从管理学的角度,标准作业程序能够缩短新进人员掌握新业务的学习时间。只要操作人员按照指示步骤进行操作就能避免失误,达到服务效果的一致性。

(一)SOP 的基本格式

每个组织(企业、医院、学校等)都应编制自己的 SOP 格式说明,用标准格式书写必要项目,使编撰人员能顺利进行时间测量及稽查。之所以要这样做是因为如果没有预先规定格式,各单位自行陈述容易造成杂乱,以致失去质量管理中标准化的真正意义。

一般来说,SOP 有共同的要素,无论是用表格还是陈述,都要注明下列项目:

1. SOP 的名称及编号:按部门或技术编号,各技术编号后加流水号,可以显示该科中有多少技术程序已经执行标准化。

2. 负责人:负责此项技术或流程的编订人员姓名,方便日后进行维护作业。

3. 服务单位或对象:如内科、儿科或其他科室患者。

4. 执行单位及代码:如五楼病房代号为 500W 或 W500。

5. 难易等级:可标明 A 极难、B 难、C 适中、D 易、E 极易,分级不宜过多,以 5~7 项为宜。

6. 训练所需时间:写明单次训练总时间。

7. 执行人员资格:指定护理人员或专门指定人员。

8. 作业执行类别:分为每年、月、星期、日、时、分、秒、按命令执行或依实际所需执行等 9 个项目。

9. 标准执行耗时:分为医师时间、技术人员时间、其他人员时间和合计时间 4 项。

10. 适用范围:分为全院适用、部门(科室)适用、单位适用。

上述 10 项内容,在共同标题下可以制成表格,使编定人容易勾选与编写。

（二）SOP 的主要内容

1. 主旨。

2. 目的。

3. 用物及设备：分为 A. 用物及设备名称；B. 单位；C. 数量；D. 使用重点（或放置处）说明。（用物中要指明所需纪录表单名称）

4. 操作及耗时标准：含技术执行及记录表单的填写，所需时间为执行时测量所得。

5. 质量标准：列出步骤中关键标准项目，每次随机抽查几个人，求得平均值。

6. 定期绩效考核。

对使用者进行抽查，要注明：受评者姓名、资格（以护理 SOP 为例，指护理等级，如护理长、副护理长、护理师、护士、试用护士）、年资、单位、日期，考核后让受评者签名，注明上次成绩，评定进步或退步，指出此次应改进的地方。评定主管或质量管理专人要在最后填写结语和建议。

二、特点

SOP 有标准化、节省时间、节省资源、刚性等特点。

三、作用

1. 将组织（企业、医院、学校等）长期积累的技术、经验记录形成标准作业规范，以免日后因技术人员的流动而造成技术的流失。

2. 通过 SOP，让操作人员经过短期培训即可快速掌握较为先进合理的操作技术。

3. 根据作业标准，易于追查不良品产生之原因。

4. 树立良好的产业形象，获取客户信赖与提升服务满意度。

5. 形成企业最基本、最有效的管理工具和技术数据，实现生产管理规范化，生产流程条理化、标准化、形象化、简单化。[①]

---

① 参见《医管通：手把手教你编制医院 SOP》，http://www.sohu.com/a/101790988_436683.

第三节 编制 SOP 应注意的问题

一、先做流程和程序

按照医院对 SOP 的分类,各相关职能部门应首先将相应的主流程图制作出来,然后根据主流程图做出相应的子流程图,再依据子流程图做出相应的程序。在每一程序中,确定有哪些控制点,依照控制点编写制成 SOP。各部门可依照各自不同需求制订内部的 SOP,如病人就诊时,门诊与急诊的挂号 SOP 是不相同的。门诊需要先挂号才能就诊,而急诊要先进行检伤分类之后才能确定挂哪一科室,未达急诊标准的就要转入门诊挂号,但是门诊、急诊的挂号部门也有一致的做法,那就是都需要确认身份和收费。依照这个例子,我们可以了解到总流程是不变的,但在各部门都有各自的子流程,总流程由医院制定,子流程可以由科、部、室等单位进行细化。

二、确定每一个需要做 SOP 工作的执行步骤

执行步骤的划分需建立统一的标准,如按时间的先后顺序来划分。在实际操作中,如果对执行步骤没有把握,应及时与更专业的人员进行沟通,确定专业执行的初步控制,可以降低操作中的不确定性。通常操作中先进行作业观察,依照观察结果画出流程图,并与外界或是标杆单位的相同作业步骤进行比较,这样就形成了最接近各个医院的内部作业做法,也就是建构符合医院自身文化特色的 SOP。

三、套用公司范本,制定 SOP

在上述问题都已确认的前提下,就可以着手编写 SOP 了。按照公司的范本编写 SOP 时,不要改动范本上的设置。对于一些 SOP,除了一

些文字描述外,还可以增加一些图片和图例,目的就是将步骤中的某些细节形象化和量化。

四、用心去做,才能把 SOP 做好

由于编写 SOP 是一个比较繁杂的工作,很容易让人感到枯燥,但编写 SOP 这项工作对于医院来说却至关重要,医院有必要在这方面投入足够的资源。修订时咨询临床实际执行人员,之后进行 SOP 试行。在某一个部门试行新的 SOP,要详细调查实施中的困难,并尊重执行人员的意见,待收到满意的反馈后再推广到全科,这就是所谓的科内平行展开。对实施全面品质管理(TQM)的单位,由于方法与观念皆成熟,就适合各科同时展开试行,使用这种全院展开的方式,SOP 试行期可以缩减约 1 年,在这个充满竞争的时代,这是最有效益的做法,当全院都具有品质意识时,效率自然会同时提高,也就没有执行流于形式的问题了。

五、定期修订 SOP

随着时代改变与新技术的产生,大众对服务与质量的要求会随着教育程度与生活水平的提高而提升。因此,随着时代变迁,修订 SOP 已成为重要议题,多长时间修订一次也是个新问题。修订时机应该有下列几种:(1)当执行部门提出 SOP 与实际服务有差异时;(2)服务对象反映意见或是发生异常事件时;(3)新技术产生,而相关单位的配合事项尚未规定时;(4)配合政策业务产生时。①

---

① 参见《医管通:手把手教你编制医院 SOP》,http://www.sohu.com/a/101790988_436683.

第四节 示例:临床磁酶免疫学定量检验SOP①

一、可调式移液器的标准操作程序(SOP)

实验室名称	项目	编号	制定日期
内分泌检验室	可调式移液器的标准操作程序	000001	××年01月03日

(一)目的

规范仪器设备的操作程序,保证加样器的正常状态。

(二)适用范围

本实验室加样器的操作。

(三)操作人员

本实验室实验人员。

(四)操作步骤

1.设定容量值:转动加样器的调节旋钮,反时针方向转动旋钮,可提高设定移液量。顺时针方向转动旋钮,可降低设定移液量。在调整设定移液量的旋钮时,不要用力过猛,并应注意使移液器显示的数值不超过其可调范围。

2.预洗:当装上一个新吸头时应预洗吸头,先吸入一次液体并将之排回原容器中。

3.吸液:

(1)选择合适的吸头安放在移液套筒上,稍加扭转压紧吸嘴使之与套筒之间无空气间隙。

(2)取液之前,所取液体应在室温(15~25℃)平衡。

———————————

① 参见《临床免疫学检验操作程序(SOP)》,https://bbs.iiyi.com/thread-2336804-1.html#pid12537462.

（3）把按钮压至第一停点，垂直握持加样器，使吸头浸入液面下 2 ~ 3 毫米处，然后缓慢平稳地松开按钮，吸入液体，等一秒钟，然后将吸头提离液面，贴壁停留 2 ~ 3 秒，使管尖外侧的液滴滑落。

4. 放液：

（1）将吸头口贴到容器内壁底部并保持 10°~40°倾斜。

（2）平稳地把按钮压到第一停点，等 1 秒钟后再把按钮压到第二停点以排出剩余液体。

（3）压住按钮，同时提起加样器，使吸头贴容器壁擦过。

（4）松开按钮。

（5）按吸头弹射器除去吸头。

5. 加样器吸嘴为一次性使用。

（五）加样器的维护保养程序

加样器应根据使用频率进行维护，但至少应每 3 个月进行一次，具体方法如下：

1. 一般维护可用中性洗涤剂清洁，或者用 60% 的异丙醇，然后用蒸馏水反复洗涤，以去除洗涤剂或异丙醇，晾干。清洁后活塞处可使用一定量的润滑剂。

2. 如果有液体进入加样器内的严重污染，可将加样器拆开后进行清洁，具体拆开步骤参照加样器说明书。

3. 高压消毒，有的加样器的吸管部分可高压消毒，但需注意的是消毒时不可超温超时，也不能挤压放置，以免造成变形。

4. 可调式移液器在不使用时应妥善地竖立放于支架上，远离潮湿及腐蚀性物质。

5. 在移液操作过程中为防止液体进入加样器套筒内，必须注意：压放按钮时保持平稳；加样器不得倒转；吸头中有液体时不可将加样器平放。

6. 每天开始工作之前应检查移液器的外表面是否有灰尘或污物，若有则小心抹去。

	操作人员	部门主管	质量负责人
姓名	×××	×××	×××
日期	××年××月××日		

二、洗板机的标准操作程序(SOP)

实验室名称	项目	编号	制定日期
×××	洗板机的标准操作程序(BIO-RAD)	×××	××年××月××日

(一)目的

规范洗板机的操作程序,保证洗板机的正常状态。

(二)适用范围

本实验室洗板机的操作。

(三)操作人员

本实验室实验人员。

(四)操作步骤

1. 拔掉废液瓶口的塞子(接有与洗板机相连的废液管),倒掉废液瓶的废液,再把塞子安紧在废液瓶口上。注意不要让废液管拧紧,以保证废液管的通畅。

2. 拧开洗液瓶的盖子(接有与洗板机相连的洗液管),倒掉前一天洗液瓶里剩余的洗液,倒进新配的洗液。拧紧盖子,注意不要让洗液管拧劲,以保证洗液管的通畅。

3. 保证待洗反应板所有的孔处于同一水平位置,以免孔边缘过高碰到洗板机的吸液针。

4. 插上电源,打开电源开关(按后面板 POWER 键),出现如下界面:

SELECT： RUN		
↑　↓　　IN	YES	OUT

5. 按"OUT"键,载板台弹出。将待洗反应板放在载板台上。

6. 按"YES"键后再按↑或↓键以选择相应程序,然后再按"YES"键,此时屏幕显示"LAST STRIP 12"。

LAST STRIP		12	
↑	↓	YES	ESC

7. 再按↑或↓键以选择待洗板条的数目。然后按"YES"键即可。

RUN:P01			
STRIP 12		YES	ESC

8. 清洗完成后,重新出现4的界面。拿下已洗好的反应板,按"IN"键,载板架弹进。再按后面板 POWER 键关闭电源。

9. 若中途退出,按"ESC"键。

(五)洗板机的维护保养

1. 平常不用时,拔掉电源插头。

2. 每天洗板机工作结束时,要对其内外进行清洁,用湿抹布擦洗洗板机的外壁及载物台,以保证其洁净。用蒸馏水将所有的管道清洗一遍,防止洗液的结晶堵塞管道。

3. 及时倒弃废液,以免废液瓶过满致使废液回流而造成洗板机的故障。

4. 保证待洗的反应板的孔边缘不要过高且水平,以免造成吸液针损伤。

5. 定期将洗液及废液管道拆卸下来进行冲洗,以保证管道的通畅。

(六)编制洗涤程序

1. 插上电源,打开电源开关(按后面板 POWER 键),出现如下界面:

SELECT:RUN				
↑	↓	IN	YES	OUT

按"↑""↓"键使 RUN 变成 EDIT 后按"YES"键进入如下界面:

SELECT:EDIT				
↑	↓	IN	YES	OUT

然后,根据自己的需要选择适合的洗涤方式,一般选择整板洗涤且8孔模式,每一洗涤循环包括吸液(根据自己的需要设定吸液的速度)、注水(根据自己的需要设定注水量)、再吸液(根据自己的需要设定吸液的速度)三步,设定5或6个循环即可。

编程完成后,按EXIT回到1的界面。

	操作人员	部门主管	质量负责人
姓名	×××	×××	×××
日期	××年××月××日		

第九章　价值流图

Value Stream Map

　　价值流图是价值流分析的主要工具,通过描述物料和信息在整个价值流过程中的流动,帮助观察和理解生产过程。价值流图展示了跟踪从顾客开始一直到供应商的产品生产路径,用易于识别的图形仔细地画出过程中的物流和信息流,在询问一组关键问题后,描绘出价值流的"当前状态图",然后通过拉动资源并且使流程平准化,画出一个期望的价值流"未来状态图"作为改善的方向。

　　价值流图分析技术来自于精益生产管理,是精益生产管理中一种常用的画图工具。[①] 价值流图分析技术的应用在国外的制造业及服务业已经相对成熟,国内对其应用与普及起步相对较晚。在竞争愈发激烈的今天,精益生产管理思想已经为越来越多的管理者所接受,价值流管理的紧迫性和重要性也得到越来越多的关注。

---

　　① 　参见陶长红:《基于价值流的生产线平衡方法及其应用研究》,浙江理工大学硕士学位论文,2017 年。

第一节 价值流图的内涵、特点及作用

一、内涵

精益思想的一个核心就是关于价值的定义。价值不是由生产者确定的,而是取决于客户,如果一个产品不能满足客户的需求,那么其就是没有价值的。因此,在实际的生产过程中,企业人员应更多地从客户的角度去思考问题、定义价值,这样才能获得更精确的价值定义。

以制造业为例,价值流是指企业从获取原材料到将其加工,最后制造为成品的整个过程,产品在这个过程中被赋予了相应的价值。具体而言,首先企业从供应商处获取原料,然后将原料加工为成品,最终把合格的成品提供给目标客户,其中价值流图中的一个重要组成部分是企业与供应商和目标客户之间所产生的信息上的交流。一个完整的价值流包含了增值和非增值活动。精益生产管理要求能识别出整个价值流中不同类型的活动,这些活动一般可以分为以下三种类型:

1. 增值活动:指对最终产品创造价值的生产活动。

2. 必要但非增值活动:指不创造价值,但对于企业却是必要的活动,这类活动被称为第一类浪费。

3. 非增值活动:指那些不能为客户创造价值,需要被消除的不必要活动,这类活动被称为"第二类浪费"。

在解决价值流问题时,应保留增值活动,在条件允许的情况下改善优化必要但非增值活动,在第一时间消除非增值活动。

价值流图是一种技术,它能将一种产品的生产过程可视化呈现出来,其目标是降低生产成本、提高产品质量、缩短产品生产周期。

价值流图分析包含了物料流和信息流,需要工作人员到生产现场采集实际的物料流和信息流数据,并根据流向绘制出现状图,然后根据现状图来分析讨论,找出生产现场的浪费,再根据相关的理论和方法来采

取相应的改进优化措施,最后进行实地应用实施。

价值流图分析的目的是找出非增值活动和必要但非增值活动,寻求合适的路径去消除非增值活动,尽量减少必要但非增值活动,实现对某个具体产品或者服务的整个价值流过程的管理改善,从而降低成本,加快对客户的响应速度,提升企业竞争力。在从生产或服务过程中剔除不创造价值的步骤之后,最后所剩下的创造价值的活动就会被组织成有序的连续过程,使价值流动起来。

二、特点

1. 价值流的特点

(1)隐蔽性。价值流不是实物,是看不见的,它存在于整个供应链中,但是需要相关的人员通过分析才能得到。

(2)连续性。存在于供应链中的价值流是连续的,而不是断开的。

(3)周期性。每种产品或服务都有自己的生命和生产周期,产品的生产和销售或服务的提供也会随季节的变化而改变,呈现出一种周期性,以上体现了价值流是有周期性的。

2. 价值流图分析的特点

在实际操作过程中,价值流图是使用纸和铅笔来绘制出生产或服务过程的价值流(包括物料流和信息流),价值流图分析的特点如表9-1所示。

表9-1　　　　　　　　　　价值流图分析的特点

	价值流图分析的特点
1	能够看见所有价值流的过程,而不仅仅是某一个过程
2	赋予生产或服务过程了一种实用且通用的语言
3	能通过价值流图识别浪费,并找出其原因
4	将精益生产管理的思想和技术相结合来改善生产或服务
5	使价值流上存在的问题可视化,而不仅是简单抽象的定义

续表

	价值流图分析的特点
6	通过价值流图分析,能够得到切实可行的改进计划
7	能够将生产或服务过程中的抽象活动在图中以图形化展示
8	相对简单的定量改善工具,价值流图分析更加实用

三、作用

1. 能描述整个生产或服务过程中的流动。

2. 能帮助发现更多的浪费。

3. 为讨论生产或服务过程提供一种共同的语言。

4. 能够理性化地、客观地而非经验、随机、主观地对价值流的状况作出判断、讨论。

5. 将管理思想与技术结合起来,深刻解剖。

6. 为实施计划提供了基础、蓝图。

7. 展示了物料流、信息流的关系,表明了时间。

8. 同时揭示 NVA、生产周期、移动距离、库存量,具有较强的说服力。

据统计,绝大多数企业生产现场各项活动所占用时间分布如图 9-1 所示。图中灰色部分代表增值时间,白色部分代表非增值时间(如等待属于纯粹非增值活动,应该消除;搬运、准备属于必要但非增值活动,应该通过对系统的调整,逐步消除这些活动)。可以看出,在整个生产过程中,增值活动所占用的时间只是很小的一部分,为了提高生产率,传统的做法是强化增值部分,采用先进的技术、复杂的机器使单件加工时间达到最短,但却忽略了对存在更大浪费的非增值部分的改善,比如库存过大;价值流图分析则是着眼于产品生产或服务提供的整个过程,识别浪费,消除浪费。两种方式产生的结果如图 9-2 所示。

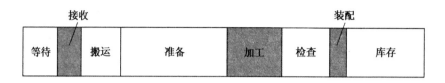

图 9-1　生产时间分布图

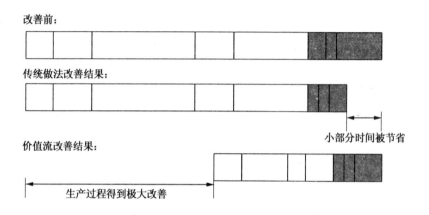

图 9-2　两种方式的改善比较

需要注意的是价值流分析是对某个具体产品或某项服务的价值流有计划有步骤地整体改善,而不仅是停留在或只关注某一部分价值流。比如有些企业能够在生产部分实现精益价值流的改善,用较快的速度生产出满足顾客需求的产品,但企业的订单处理过程仍停留在批量处理阶段,订单在各个部门反复验收、排队等待,导致处理订单的时间是产品生产时间的几倍甚至几十倍,企业的整体效益依然无法得到显著提升。

第二节　使用方法与步骤

一、价值流图的绘制

（一）绘制要求

价值流图用"图标"来展示过程和流动,如图 9-3 所示。

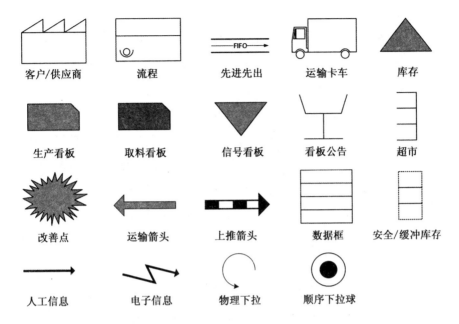

图 9-3　价值流图常用图标

绘制价值流图时应注意如下事项：

1. 要亲自收集实际物流和信息流的流动的当前状态信息。

2. 先通过快速浏览门到门的价值流,了解过程的流动和顺序,然后返回收集每个具体过程的数据信息。

3. 从最后的出货处开始向上游工序走。

4. 用秒表计时,不依赖于资料或非亲自采集的信息。

5. 要确保自己完成整个价值流的图析,无论价值流图析工作是几个人参与。

6. 要用铅笔和纸,亲自动手画图,将精力集中于"流",而不是操作计算机,尽管可以使用软件来辅助完成。

(二)绘制步骤和方法

1. 从顾客要求开始,两头在上(总的进与出)。

2. 描述基本生产过程:用过程框表示物料流动的过程,将其定义为一个连续流动。过程框在过程不连续和物料流动中断时截止(有库存)。

数据框:产品种类;C/T(周期时间)——从完成一件产品到完成下

一件的时间(秒);转换时间(C/O)——从生产一种型号的零部件转到另一种零部件的时间;有效时间(需要的机器工作时间)——每班有效工作时间;EPT(生产批量);操作者数量;包装尺寸;工作时间;废品率。[①]

3. 用正三角表示库存堆积。

4. 用细线表示信息流:何时生产? 生产多少? 区分预测和订货信息。

5. 用过程框表示生产控制部门。收集来自顾客和车间的信息并加以综合处理后,向每个生产过程发出指令,告知何时生产? 生产多少? 同时向发货部门发送每日送货计划。

6. 统计:制成时间(增值时间)、生产周期(流转时间)。

二、价值流图的分析

(一)绘制价值流现状图

主要工作包括:选取合适的产品种类,收集并整合数据,绘制当前价值流图(即"当前状态图")。从客户需求开始,用图标展示出所有活动,包括准备、加工、库存、物料转移、质量状况、停机次数、班次、人数等,记录对应的时间。然后要获取物流信息并分析其传递方式和路线,包括从客户到工厂、工厂到供应商、生产物料计划到各道工序的信息传递情况,明确如何下达生产计划。由此可计算出整个运作过程的生产周期以及实际的增值时间。通过分析"当前状态图",一般能较容易地识别出浪费及其原因,为消除浪费和持续改善提供依据。

(二)分析各个细节,运用工业工程的各种优化改进方法,按照所制定的方案来设计未来的价值流图

主要内容包括:分析当前的价值流图,把整个运作过程分解成子过程,以降低过程的复杂性;确定子过程中的客户需求的同步时间;确定设备能否支持客户需求的同步时间;确定全产品的生产周期;确定产品的员工的操作工序平衡图表;在混合流中进行平衡流转;制定作业标准;在

---

① 参见王丽亚、陈友玲、马汉武等:《生产计划与控制》,清华大学出版社2007年版,第300～301页。

有节拍的过程中确定生产的批量;在有节拍的过程中排列时间表;确定能响应客户订单变化的方案;绘制未来状态的价值流图。[①] 所谓"未来状态",是基于当前的认知与技术水平设定的在未来一段时间内可以实现的预期目标。

(三)未来价值流图的实施

在实施过程中要根据各个子过程实际运作情况选择合理的实施步骤,必要时进行及时修正,从而能真正改善企业的生产运作情况。

第三节 案例:价值流在精益医疗服务中应用实践[②]

台州恩泽医疗中心(集团)自 2010 年实施精益医疗服务以来,从医疗服务全过程着眼,以患者的视角来定义医疗服务的价值,聚焦于价值流中可被患者感知到的包括质量、成本、服务便捷性等的所有方面,基于患者期望或需求进行医疗服务流程设计,进行持续改进,提高患者就医体验,实现患者等相关方的价值。

一、选择一个产品系列

(一)识别关键医疗服务过程

采用过程方法,对医院的医疗服务过程进行梳理,确定医疗服务提供和实现的全过程。使用定量方法,把每个过程输出的服务量或业务收入占医院总服务量或总业务收入份额一定比例的服务列为主要服务,确定其实现的过程为关键过程,明确医院的主要关键过程为门诊服务、急诊医疗服务、住院医疗服务、医技检查服务过程等。

(二)确立患者等相关方需求

首先,医院通过问卷调查、焦点团体访谈或个别访谈等方法收集患

---

① 参见吴爱华:《生产计划与控制》,机械工业出版社 2013 年版,第 332 页。

② 参见朱玲凤、洪盾、朱琳鸿等:《基于价值流的精益医疗服务模式探讨》,《医院管理论坛》2018 年第 3 期。

者等相关方针对关键医疗服务流程的需求共 34 项。之后,使用 KJ 法(一种质量管理工具)将这 34 项需求按情景展开的质量需求进行分组,并进行一次水平需求、二次水平需求、三次水平需求的展开,确认患者等相关方在医疗服务安全性、及时性、个性化等的需求。从而确定关键流程及关键绩效指标,之后通过竞争和标杆比较法,设立 87 项流程优化目标。如对于医技检查服务过程,患者的需求是快速检查和准确诊断,为此医院设定的流程改善目标为大型仪器检查等待时间当天完成 80%,超过 48 小时等待的比例需控制在 10% 以内;对于在急诊服务过程,确立经皮冠状动脉介入治疗(Percutaneous Coronary Intervention,PCI)、脑梗死溶栓(Door-to-needle,DTN)时间目标值为在规定时间内完成的比例达 90% 以上。

(三)定期对关键服务过程流程能力进行分析,明确需要优先改进的关键服务过程

该院定期对关键服务流程的输出即关键绩效指标进行监测,使用寻找关键流程的技术和方法对现有流程绩效进行诊断,找出对患者等相关方需求影响大且是瓶颈的关键医疗服务流程或支持流程并对其进行优化。如针对在运营中发现的急诊 PCI 90 分钟内比例的完成仅为 50%,该院成立了一个跨职能部门的改进项目团队,运用价值流图对急诊 PCI 的治疗过程进行分析和改善。

二、绘制现状图

针对需要改善的流程,项目团队沿着整个价值流进行快速的现场观察。从患者需求端开始,明确患者需求;对医疗服务过程进行描述;追溯至价值流的上游,用秒表收集并记录每个过程的数据,如增值时间、非增值时间、过程缺陷、过程周期等,掌握库存和患者流量;画出信息流;画出服务时间并计算作业时间、交付时间、增值时间、非增值时间、过程周期有效率、准确完成率等,完成现状医疗服务价值流图的绘制工作。例如 PCI 价值流项目团队通过现场观察,按上述步骤完成了急诊心肌梗死患者价值流现状图的绘制,如图 9-4。

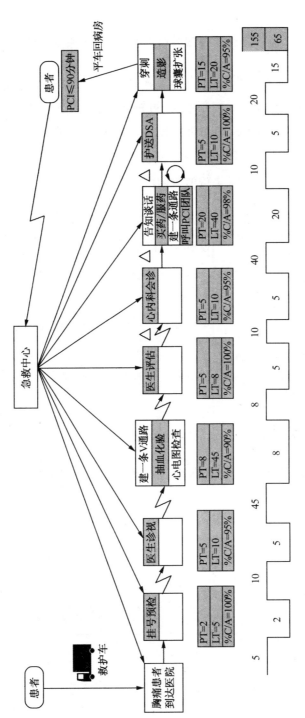

图9-4 急诊心肌梗死患者PCI价值流现状图

三、分析和改进现状医疗服务价值流图，设计未来价值流图

通过使用流程分析技术 ECRS（取消、合并、重排、简化）、利用节拍时间、建立连续流和超时控制系统、可视化、均衡生产等精益工具，实现价值流"精益"。如在改善心肌梗死患者的 PCI 时间项目中，价值流小组对观察到的问题进行浪费分析（见表 9-2），使用 ECRS 对浪费分类，提出改进方案，从而设计未来价值流图（见图 9-5）。

表 9-2　　　急诊心肌梗死患者 PCI 时间项目浪费分析

序号	观察到的问题	浪费分析	ECRS 分类	备　注
1	预检分诊	动作	重排	未体现胸痛患者优先
2	病人找不到挂号处	寻找	简化	
3	等待医生诊视	等待	取消	在处理其他病人
4	护士先建立一条静脉通路，待确定 PCI 后又建立一条静脉通路	动作	取消	重复动作
5	心电图、血化验等待时间长	等待	重排	
6	等待医生再诊视	等待	重排	在处理其他病人
7	心内科会诊	等待	重排	
8	介入治疗告知时间长	缺陷	简化	病人对介入治疗知识不够
9	买药、服药	等待	取消、重排	
10	呼叫 PCI 团队	等待	合并	介入涉及放射、护士、医生，赶到医院时间长

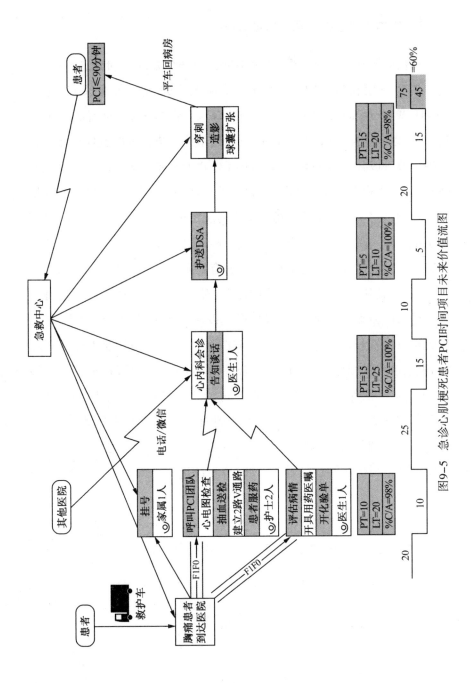

图9-5 急诊心肌梗死患者PCI时间项目未来价值流图

四、实施未来价值流图并持续改进

价值流图只是一个工具,如果不能针对图中发现的问题进行改进,则失去其应用价值。因此,针对价值流图中发现的各类浪费,运用5W1H(What,Where,When,Why,Who,How)等方法制订可行的改善计划,并予以实施和追踪,形成 PDCA 循环,最终达成预设的流程目标。如为确定改进成效,PCI 价值流项目小组对 PCI 未来状态图进行了价值流环分析,将流程分为院前急救环、急诊诊疗环、介入环。进行价值流环划分的目的是将整个未来价值流图划分成几个段落,比较容易实施,有利于实现目标。院前急救环:建立了"台州 STEMI 微信群",依照病人及相关医院需求在过程中确定定拍工序,所有下游的工序按照患者需求提供诊疗服务,做到先进先出。急诊诊疗环:对急性心肌梗死的诊疗进行整合、重排,由原来的串联改为并联,形成以病人为单元的工作程序,在患者到达急诊科开始至球囊扩张之间建立连续流;运用作业工作时间分析,识别浪费,按取消(Eliminate)、合并(Combine)、重排(Rearrange)、简化(Simple)(简称 ECRS)原则实施改进。简化(S):建立心肌梗死处理流程;合并(C):将改进前两次静脉穿刺操作改为一次操作;取消(E):一包药工程,取消病人买药跑动;其他:编制 PCI 过程时间数据采集表,跟踪记录每一例病例,有异常时及时分析改进。介入环:介入团队提前到达导管室,做好介入前准备工作。

通过实施上述改进,PCI 90 分钟内完成比例从 50% 提高到 90% 以上,大大提升了急诊抢救能力,改善了患者安全。

第十章 流程图

Flow Chart

第一节 定义、产生及发展

在21世纪的今天,流程对于管理来讲变得非常关键——好的流程能够使组织在与竞争者的比赛中脱颖而出。《新华字典》中给出的定义是:"流程是指工业品生产中从原材料到制成成品工序安排的程序。"在《牛津字典》上的解释则为:"流程是为了完成一项特别的结果而开展的一系列事件",内容范围得到了扩大。国际标准化组织在ISO9001:2000质量管理体系标准中给出的定义是:"流程是一组将输入转化为输出的相互关联或相互作用的活动。"[①]通过给出的基本定义可以看出,流程首先是活动、事件、程序,其次是一系列的活动集合,而不是独立的单一性活动。在学术界,国内外的不同学者人士对流程的理解也存有一定的差异,表10-1所示为不同学者人士对流程给出的不同定义。

表 10-1 流程的定义

流程的定义	学者
一系列结构化的可度量的活动的集合,并为特定客户或市场产生特定的输出	H. Davenport

---

① 蔡啟明、张庆、庄品等:《工业工程导论》,电子工业出版社2015年版,第27页。

续表

流程的定义	学者
把一个或多个输入转化为对顾客有价值的输出的活动	M. 哈默
流程是在特定的时间产生特定输出的一系列顾客—供应商关系	A. L. Scherr
企业流程是把输入转化为输出的一系列相关活动的结合,它增加输入的价值并创造出对接受者更为有用的、更为有效的输出	H. J. Johansson
一系列相互关联的活动、决策、信息流和物流的集合	R. B. Kaplan
流程是为取得一定的业务目标而由相互交流、协作的角色组成	D. Miers
是"工作流转的过程"缩写,这些工作需要多个部门、多个岗位的参与和配合,这些部门、岗位之间有工作的承接、流转,因此流程也是"跨部门、跨岗位工作流转的过程"	王玉荣

通过理解以上学者人士给出的不同定义,可以总结出流程所具有的基本要素:输入、活动、活动作用(即活动的组织结构)、输出、顾客、目标(价值)。

流程图(Flow Chart)是一种图示技术,它先把一项活动的过程划分成几个步骤,然后再将各个步骤之间的逻辑关系用流程图的图示标志形象地展示出来。[①] 通过对流程图中各个步骤之间的关系的研究分析,可以找出导致问题产生的真正原因,明确需要对哪些环节进行控制、预防和改进。

第二节　流程图的内涵、特点及作用

一、内涵

对企业而言,流程可以分为横向流程体系和纵向流程体系。其中,横向流程体系将企业的流程分成战略管理流程、核心经营流程和支持管

---

① 参见温德成:《质量管理学》,机械工业出版社 2013 年版,第 187 页。

理流程三类;而纵向流程体系把企业的流程按照从粗到细、从宏观到微观的划分,分成流程元、流程节点、流程、流程群、流程族等五个级别。

流程图法是最常用的描述流程的方法,其优点在于可理解性好,但同时它也有不确定性过大、无法清晰界定流程界限等缺点。由于在流程图中不能使其输入、输出模型化,关于流程的一些细节信息可能会丢失。

为了满足跨部门职能描述的需要,传统的流程图法被进一步拓展为跨职能流程图法。它主要被用来描述业务流程与执行该流程的功能单元或组织单元之间的关系。

跨职能流程图反映工作流程的方式是二维的,是用图形来实现的,包括水平跨职能流程图和垂直跨职能流程图。较常见的是垂直跨职能流程图,其中,横向的维度是职能带,表示工作或进程的发出或承担者;纵向的维度是序号,反映工作或进程之间的逻辑关系。通过横向和纵向维度可以确定进程的坐标,固化流程的承担者和流程之间的逻辑关系,并通过图形化清晰地描述流程。跨职能流程图中还增加了描述信息的产生与传递的表单列,使跨职能流程图清晰易懂。

跨职能流程图可帮助企业确定完成业务流程的步骤,识别流程中的关键决策点,明确与流程相关的文档记录及相关任务的责任人,可视化流程,通过把复杂的流程分解成简单的步骤,便于根据实际情况的发展对现有流程进行改善。跨职能流程图可使操作者能迅速了解并适应工作流程。

二、特点

(一)直观性

作为诊断工具,流程图通过直观地描述一个工作过程的具体步骤,使管理者可以准确了解事情的整个过程,让其清楚地知道问题可能出在什么地方,辅助管理者决定应如何改进过程,制定出可供选择的行动方案。

（二）通过强调"流"，展示逻辑性

流程图是流经一个系统的信息流、观点流或部件流的图形代表。其必须清楚地表示出各环节、步骤或操作间的相互逻辑关系和先后顺序，"流"是其一特点。[①]"流"主要包含递进关系、选择关系及循环关系等三种基本形式的组合。对流程图而言，清楚地描述工作过程的逻辑顺序比使用一些标准符号代表某些类型的动作更为重要。

三、作用

流程图可以简明直观地反映出所描述的对象的当前状态，使相关人员对业务的流程有清晰的认识。此外，通过对流程图的分析，可以发现流程中的问题，提出相应优化对策，提高工作效率。应用流程图的作用如下：

（一）可有效转变员工的思想

1. 使员工的视角从局部扩展到全局。流程的思想是面向整个组织全局的，通过对流程的了解，可以帮助员工把管理视角从本岗位、本部门扩展到整个组织。通过实施流程变革，能够使员工转变思想，为进一步的改进打下良好基础。

2. 实现从追求完成任务到追求工作创新的转变。流程优化过程中对绩效的要求，有助于推动员工的工作创新。

（二）使岗位分析将更加科学

1. 使组织结构更加合理。因人设岗、职责交叉的情况是组织内的常见问题。流程应是岗位分析的先导，如果在进行流程优化之后大流程进部门，小流程进岗位，就不会出现盲目设岗的现象，组织结构也会更加合理。

2. 有利于明确岗位要求。流程优化后各节点都有相应的具体描述，可帮助确定各节点应如何具体操作，及节点承担人应具备的素质要求。

---

① 参见房美丽、刘继宁、钱文霖：《流程图的特点在于"流"》，《科技与出版》1997 年第 4 期。

3. 有利于岗位评价。在流程优化后,每个流程节点会有对应的主要和次要负责人。在进行岗位评价时,可按照重要节点流进岗位的次数来帮助确定岗位的重要度。

(三)使绩效考核更有成效

明确各个流程节点的工作内容及测评标准,会使对各岗位的考核更有针对性。

(四)有效防止组织资源个人化

很多组织都没有建立流程制度,在这些组织中,工作流程、客户资源等往往都由个人掌握。一方面会使组织内部部门之间产生隔阂,另一方面还会使组织对员工产生依赖。员工一旦离职会给组织带来巨大的损失。

组织可以通过流程优化把工作内容和管理方法都固化到流程中。一方面,员工可以通过流程来了解其他部门的具体工作,解决了部门间隔离的问题;另一方面,可以通过流程的改变直观地反映出员工对工作方法的改善,新入职的员工可以通过直接学习流程来掌握工作方法。

第三节　使用方法与步骤

流程图是描述过程的步骤及决策点顺序的图形文档,是图形展现一个过程或工作的步骤的一种图示技术。图 10-1 给出的是一个流程图的例子。

在流程图中,用矩形表示流程中的活动或时间;用菱形表示决策点,说明此处需作出判断,再根据判断的结果采取不同路径;用椭圆表示流程的起点和终点;用带有箭头的线条连接流程之间的各个步骤,说明流程中各个步骤发生的顺序及各个步骤之间的关系。[①] 绘制流程图时应使用规范的符号,常用符号见表 10-2。

---

① 参见何桢:《六西格玛管理》,中国人民大学出版社 2014 年版,第 134 页。

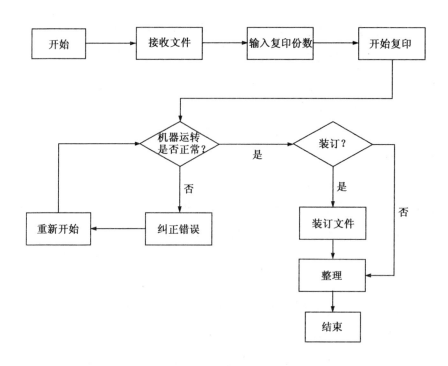

图 10-1　流程图示例

表 10-2　　　　绘制流程图的常用符号

符号名称	符号形状	符号的意义
操作、阶段或步骤	矩形	显示各步骤采取的活动或描述各阶段的活动或事件
决策点	菱形	显示可能的分支途径
端点	椭圆	指示阅读者进入或退出流程
流程线	带箭头线条	显示阅读流程图的方向
连接点	小圆	显示流程线的转换

一般来说,绘制流程图应遵从以下步骤:

(1)确定活动或过程的开始点和结束点(输入和输出)。

(2)观察从开始到结束的整个过程,确定过程中的各个步骤(包括输入、主要活动、判断、决定及输出等),并明确各个步骤或活动间的相互关系。

(3)绘制出流程图的草图。

(4)与该活动或过程中涉及的负责人员、操作人员及技术人员等一起评估审核流程图,积极听取各方的意见。

(5)根据评估所给出的建议对流程图进行改进,该步骤要与步骤(4)反复进行,直至得到流程图终稿。

(6)形成正式的流程图文档。

为了满足更多管理需求,传统的流程图被进一步发展为跨职能流程图。图 10-2 是将过程中所涉及的职能部门加以标注的跨职能流程图,它可以说明涉及不同职能部门的比较复杂的过程。

项目团队可以把讨论并绘制过程或活动的流程图作为开端,使团队成员对过程所涉及的各个方面有一个共同的理解。一般而言,每名团队成员往往从自己的工作职责出发形成自己对过程的认识,但缺乏对整个过程的全面了解。因此,通过绘制流程图,可使团队成员进行充分的沟通,达成对改进过程的一致意见,使所有团队成员能更加有效地参与到项目工作中。

项目团队在绘制完流程图之后,应对流程图进行充分的分析,重点关注以下方面:

(1)导致过程输出缺陷或问题产生的重点区域在哪些步骤。

(2)流程中的非增值步骤在哪里,如返工/返修环节等。

(3)流程中是否存在"瓶颈"。这里的"瓶颈"是指某处的工作负荷大大超过此处的处理能力,从而导致整个工作进度被拖延。"瓶颈"也指准时把产品或服务按所需的数量传递给顾客的薄弱环节。

(4)流程中是否有缺失、冗余或错误的步骤等。

　　绘制流程图时,应根据过程的实际情况绘制流程图,避免闭门造车、想当然的情况。这样得出的流程图才会对于识别问题区域和产生关键影响因素的环节有极大的帮助,有助于测量、分析和改进问题。很多情况下,无法找到问题发生的原因,往往是因为团队对过程或活动的实际流程的认识未能达成一致,使后续工作失去了重要的基础。

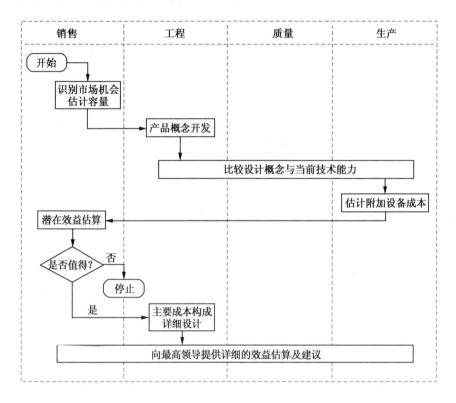

图 10-2　跨职能流程图示例

第四节 案例:抢救流程图结合情景模拟 训练提高手术室护士抢救应急能力[①]

手术室是外科治疗和抢救患者的重要场所,手术室护士在日常手术配合过程中,常会碰到由医院绿色通道直接进入手术室的重度休克濒临死亡的患者,以及由于术中意外或病情变化需要立即抢救的患者。提高手术室护士抢救配合能力,及时、主动、有序、有效、安全地参与患者抢救,提高抢救患者的成功率是手术室管理的重要内容之一。对手术室护士进行抢救应急能力培训则是一项有效的对策。2007 年,某院手术室制作了患者抢救流程图并用于情景模拟训练,经过 3 年的不断修订和每年 1~2 次全体护士的情景模拟训练,有效提高了护士抢救应急配合能力。

一、方法

(一)制作与实施抢救流程图

根据多年抢救患者经验,通过制作术中患者抢救时手术室护士的应急流程图(见图 10-3),规范抢救患者的工作流程以及巡回护士、器械护士、协助护士以及护士长等参与抢救人员的分工和职责,为抢救工作的有序、高效进行提供保证。

(二)实施情景模拟训练

首先,集中讲解抢救流程图的意义、实施要点、重要操作(如电除颤操作),及参与抢救人员的分工和职责。在 1 个手术间模拟 1 例手术患者大出血、心跳将近停止的场景,安排 2 名抢救经验丰富的护士分别扮演外科医生和麻醉医生,其他 3 名护士分别扮演器械护士、巡回护士和

---

① 参见倪乐丹、陈静、陈延茹:《抢救流程图结合情景模拟训练提高手术室护士抢救应急能力》,《护理学报》2010 年第 24 期。

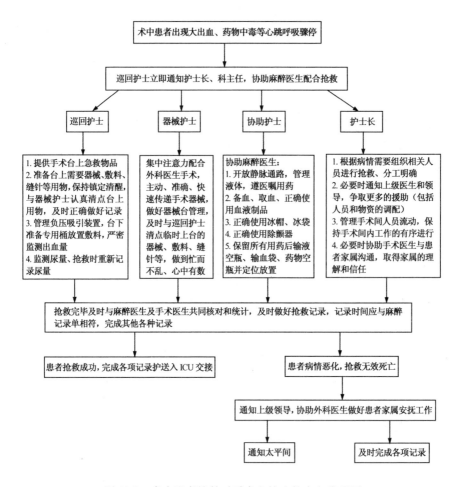

图 10-3　术中患者抢救时手术室护士的应急流程图

辅助护士。护士长参与扮演自己的角色并在演练开始前随机提问护士，"假如你是器械护士或巡回护士或辅助护士，你在抢救患者时的职责是什么？"帮助护士巩固流程图的内容以更好地进行演练。接着由"麻醉医生"下医嘱，患者心跳停止需要电除颤、给药、开放中心静脉、快速加压输液、取血、输血、加冰帽等，由护士执行。"外科医生"下医嘱，台上需要深部器械及更多的纱垫、缝线、止血材料等，训练护士的应急配合能力。患者抢救成功手术结束后要送 ICU，规范护士对抢救结束后现场的核对、整理和记录，提高护士综合抢救技能和防范医疗纠纷的意识。训练结束后让护士写出抢救时作为该台手术的器械护士、巡回护士、辅助护士的工作职责。同时强调在没有辅助护士或人员紧张情况下,由巡回护士或护士长承担辅助护士职责。护士长不在场时,巡回护士承担护士长在患者抢救中的职责。

二、结果

2007 年 8 月～2010 年 4 月该科进行了 5 次术中患者抢救模拟训练,入科 1 年以上的手术室护士都参与超过 1 次的训练。通过随时查阅抢救流程图和情景模拟训练提高了手术室护士抢救患者的应急能力。2009 年 3 月～2010 年 3 月遇到术中患者抢救 6 次,护士均能按抢救流程图和训练中掌握的知识进行有序、高效的配合抢救工作,6 例患者均抢救成功。

从该案例可以看出流程图的制作、实施及结合情景模拟训练,使每位护士掌握抢救患者时自己的工作程序,使抢救工作安全、有序、高效地开展,可以避免忙中出错,提升了护士的动手能力、应急能力,提高了护士抢救患者时的配合协调能力及患者抢救的成功率。

第十一章　面条图

Spaghetti Chart

　　面条图即意大利面条图,也被简称为意面图或意粉图,是可以用来帮助发现浪费并进行改进的一个图示工具。其是根据人员、物料或信息的移动传输顺序,沿着其流动路径所绘制的图。因为画出来的路径通常非常复杂,互相交错,看起来像一盘意大利面条,因此被称为意大利面条图。使用意大利面条图进行分析,可以明确所研究的生产过程中的包括增值部分和非增值部分在内的所有行动路径,识别生产过程中存在的浪费,进而消除浪费。

第一节　面条图的内涵、特点和作用

一、内涵

面条图可以被用来:

1. 描绘一个流程中的工作或者材料的物理流动路径。

2. 改善工作场所的具体布局。

3. 识别工作中的非增值的步骤,包括重复的运动、过长的运输以及无效的走动等等。

二、特点

1. 能表明所有运输或移动的距离和频次。

2. 能清晰识别运输的浪费。

3. 能表明作业现场真实情况。

三、作用

1. 可用目视化的方法发现浪费。

2. 可用于改善前的现状分析。

3. 可用于现成布局和生产线的排布。

4. 可促进团队对浪费的问题达成共识。

5. 通过分析改善，可以建立标准作业。

6. 能够减少搬运和动作的浪费。

第二节　使用方法与步骤

一、改善的思路

1. 将相同的产品族放在一起。

2. 将连续的过程放在一起。

3. 在使用点放置库存。

4. 设计生产线以让机器能很近地在一起，后续的设备应该尽可能地接近。在考虑流程的时候，保持像赛车团队一样的精神面貌。

二、面条图的使用步骤

1. 观察当前流程以及工作区域。

2. 确定绘图比例，创建简单的区域图。

3. 观察所需要分析的人员、物料、信息的移动情况，按照步骤、顺序和方向记录在简图上,并用用线条连起来。

4. 仅仅记录一个周期。

5. 根据画出的简图计算出距离和停顿点的数量。

6. 分析所收集的数据。

7. 团队成员进行讨论,提出改善建议。

8. 根据改善方案绘制出新的面条图。

9. 模型新的流程。

10. 确定最终流程,并绘制标准化后的面条图。

第三节　案例:运用面条图对手术室进行精益改善①

某医院共有 22 间手术室,于 1999 年投入使用,配备麻醉医生 26 人、护士 50 人。随着手术量的增长,流程问题日益凸显,表现为麻醉医生及护理人员紧缺,每天的首台手术不能准时开台,接台手术流程不畅,开台延误达 80% 以上,等等。

在外部顾问的帮助下,该院应用头脑风暴及面条图等,分析手术流程中存在物流效率低下、空间布局不合理和人员流动效率低的问题。

分析发现,在手术麻醉开始前,麻醉医生要到手术室最西侧的麻醉药品准备间,领取当天手术所需要的麻药、肌松药、麻醉穿刺包、硬膜外包、气管插管、螺纹管、面罩等。在首台手术开台前的一段时间内,每个手术室的麻醉医生都会同时拥挤在狭小的麻醉药品准备室里等候领取物品,场面拥挤且效率低下。

巡回护士在做每台手术准备之前,先要到手术室最西侧取体位架及体位垫,然后到无菌间找出手术器械盘、外加器械包、敷料包以及缝线、针等小件物品。在手术开始后,则需要不断离开手术室到无菌间或器械库取临时需要的手术器械及其他物品。以第 6 手术室的麻醉医生和巡

---

① 参见廖四照、王晋豫、王玉享等:《精益信仰提速医院流程》,《中国医院院长》2009 年第 14 期。

回护士为研究对象,改善前麻醉医生和巡回护士的面条图如图 11-1、图 11-2 所示。

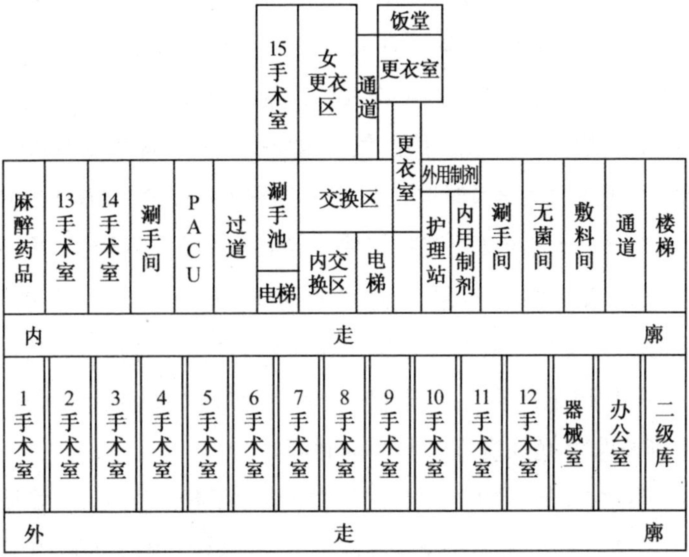

图 11-1　改善前麻醉医生面条图

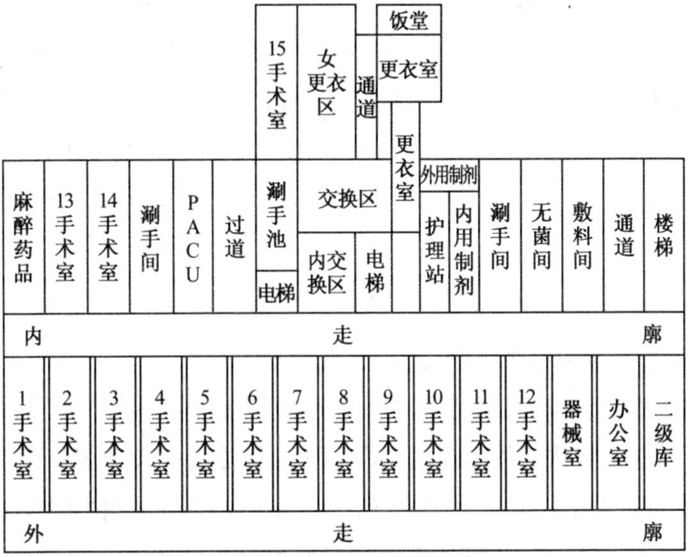

图 11-2　改善前巡回护士面条图

在空间布局上,场地面积不足与浪费同时并存。手术室东西两侧的两个涮手间占地面积过大,没有充分利用。与此同时,麻醉复苏室(PACU)的空间狭窄,仅有 2 张床位;手术室内没有仪器存放室,骨科手术所用的移动 C 型臂等设备均直接放置于手术室的走廊内。

低效的物流管理方式导致工作人员密集、流动效率低。由于空间布局不合理,造成麻醉复苏室床位不足,使已做完手术的患者无法得到合理的分流,接台手术患者也无法及时进入手术室,导致手术接台的衔接时间延长。

针对优化手术室流程,该院组建了包括医务处、麻醉科、手术室、护理部、总务处和仪器设备科等科室的跨部门改善团队,在项目发起人——院长的授权下,展开手术室工作流程的精益改善。通过深层次的分析评估获得流程改善点,群策群力,制定出每周及半年时间的改善方案,并明确改善方案的责任人和完成时间。

第一项措施是提升物流效率。手术室成立了护理配送中心,通过对手术室空间布局的调整,在每个手术室配置一个三级柜,用于存放当天手术所用的一次性物品、麻醉药品和护理物品等。在对历史数据进行统计分析的基础上,列出各类手术所要的包括手术器械、一次性物品、护理物品及麻醉药品在内物品的标准配置清单。由专人负责提前一天收集次日各手术室的手术基本信息,根据每个手术室的手术来确定配送物品的种类和数量。

在手术室三级库建成并且运行使用后,实现了除麻药外的其他的麻醉物品(麻药因法律规定要实行专人专柜保管)根据手术安排预先直接配送到手术室。麻醉医生每天只需到麻醉药品准备间领取麻药,就可以到手术室进行麻醉准备,仅优化领取麻醉物品流程一项,手术开台前的准备过程就缩短了 10 分钟。

对巡回护士而言,术前需去取的体位架及体位垫都改放在手术室,手术所用的常规物品均由配送中心工作人员提前一天送至各个手术室。术中,由资历较老的护士担任的专职配送人员同时充当“水蜘蛛”的角色,巡视于各手术室,及时补充临时需要的器械或物品。改进的效果是振奋人心的,巡回护士在术中不再需要离开手术室,可以更专心地配合

手术。手术室内安静、有序、高效。改进后麻醉医生和巡回护士的面条
图如 11-3、图 11-4 所示。

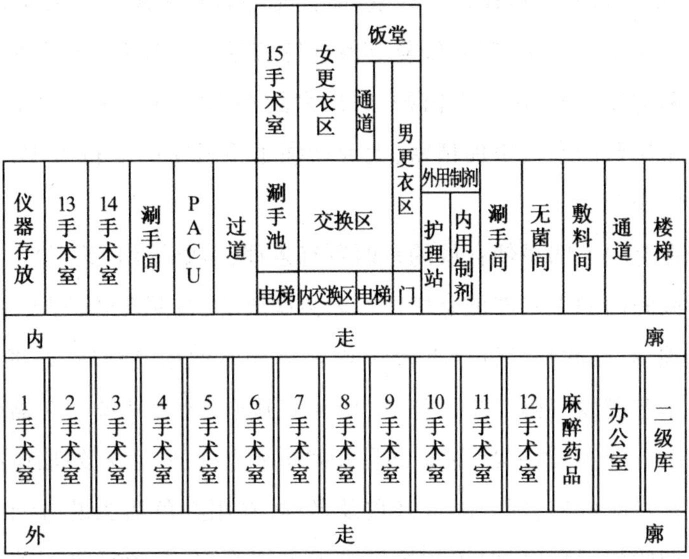

图 11-3　改善后麻醉医生面条图

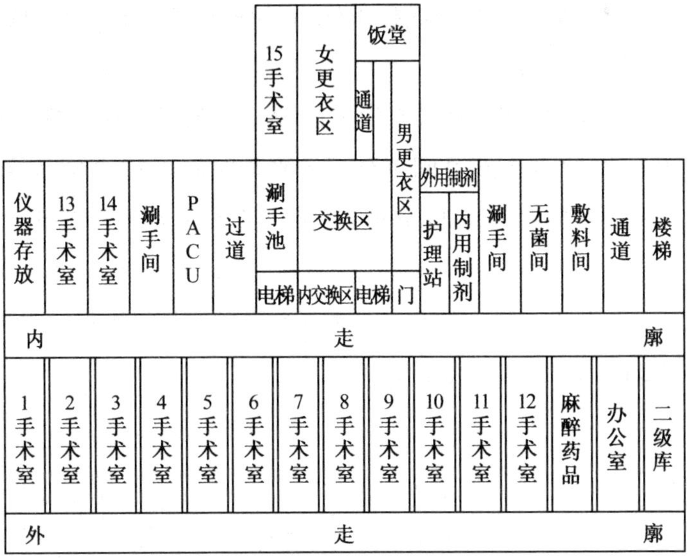

图 11-4　改善后巡回护士面条图

第二步是提高空间利用率。对原麻醉准备室、无菌间、器械室、药剂室以及涮手间都进行了整合,成功地在手术室这个寸土寸金的位置上设置了 17 平方米的贵重仪器存放室,而且毗邻骨科手术室。并扩建了 35 平方米的麻醉复苏室,现麻醉复苏室能够容纳 7 张床位,等待苏醒的患者可进麻醉复苏室,由专人监护,腾出来的手术室可以为接台手术做准备。手术接台的衔接更加精密,大大增强了手术室的运行效率,也保障了患者的安全。

为在有限空间里使存放的东西更有条理,需要使用 5S 工具。比如,原来无菌间内的手术器械是按手术名称摆放的,按照 5S 管理要求,第一步要整理,对存放物品进行重新分类,移除不常使用的物品,并将器械盘改在手术室摆放。第二步是整顿,使物有其位,物置其位。在器械架上按顺序贴上标签,器械盘在每个手术室均定点摆放;手术外加包在相应位置贴上对应标签,标明固定基数及名称,并用红色箭头的方向来指示灭菌日期的先后顺序,取用时按先进先出的原则,避免重复灭菌造成人力物力的浪费;当一次性消耗品存放在不透明柜子或抽屉时,将存放物品用照片的形式标示在抽屉或柜子外面,使取用者一目了然,从而做到物品放置"定点、定容、定量"。

在完成精益改善后,手术室的工作效率得到了迅速提升。与 2006 年同期相比,2007 年 5、6 月间每台手术平均时间缩短约 30 分钟,连台手术接台时间平均缩短约 20 分钟,无菌间护士准备手术器械每台次缩短平均 5 分钟。改善后的手术量与 2006 年同期比较,平均每月增长 100 台以上。大部分手术科室的首台手术开台准时率都得到很大改善,最好的提高了 54.5%,平均提高了 26.6%。

第十二章　SIPOC 图

SIPOC Diagram

SIPOC 图中文译为"高级过程流程图",是由质量大师戴明提出的一种组织系统模型,是一项流程管理和改进的技术,并常常被作为识别核心过程的首选方法。

任何组织都是一个由供应商(Supplier)、输入(Input)、过程(Process)、输出(Output)、顾客(Customer)五个部分组成的系统,它们之间相互关联、互动。这五个部分的英文单词的首字母组成 SIPOC,因此这个模型被称作"SIPOC 组织系统模型"。

SIPOC 分析方法是常用的宏观流程分析方法。SIPOC 图(见图 12-1)通常被用在 DMAIC 模型中项目的界定阶段,从宏观的流程分析(也称为高阶流程分析)开始进行,把内部流程同关键顾客的需求联系起来,找出项目所重点关注的内部流程。

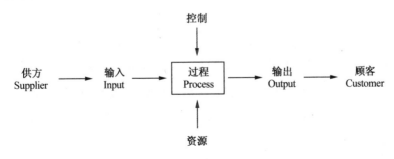

图 12-1　SIPOC 图

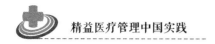

第一节　SIPOC 图的内涵、特点和作用

一、内涵

SIPOC 简洁直观地描述了一个流程的结构及概况,为之后的分析及研究打下了基础。其中:

供应商(Supplier)——提供关键材料、信息或其他资源给核心流程的组织。强调"关键",是因为一个企业的流程可能涉及许多供应商,但是只有提供关键资源的供应商对创造价值起重要作用。

输入(Input)——指由供应商提供的资源等。一般会在 SIPOC 图中对输入的资源进行说明,如某种材料须满足的标准,某种信息须满足的要求等。

过程(Process)——使输入转变为输出的活动,这个过程将增加输入的价值。

输出(Output)——流程得到的结果即产品。一般会在 SIPOC 图中对输出的标准予以说明,如产品或服务的标准。可能有多种输出,在对核心流程进行分析时,须指出有时主要输出只有一种选择,以哪种输出可为顾客创造价值为判断依据。

顾客(Customer)——接受输出的人、组织或流程,包括外部顾客和内部顾客。如材料供应流程的内部顾客为生产部门,生产部门的内部顾客为销售部门。对具体组织而言,外部顾客一般相同。

SIPOC 图中还可增加对输入流程和输出流程的基本要求,来表示业务流程或产品(服务)实现过程中的主要活动或子流程,从而帮助组织界定流程的范围及关键因素,识别关键流程输入变量(KPIV)及关键流程输出变量(KPOV)。[1] 在项目界定阶段需使用 SIPOC 图分析识别出其

---

[1]　参见何桢:《六西格玛管理》,中国人民大学出版社 2014 年版,第 118 页。

涉及的主要业务流程及相关职能,明确项目的范围及项目的相关方,并组成团队。

二、特点

(一)通过简单的几个步骤就能展示一组复杂的活动

无论流程多么复杂,有多少子过程,用五个部分就能把主要情况描述清楚。

(二)整个组织的业务流程都可用 SIPOC 图来展示

SIPOC 图可以清晰可视化地描述一个组织的业务流程。既可描述总体流程,也可分别描述各子流程,然后再按照流程的顺序把每个 SIPOC 图汇总成一张总流程图。

三、作用

SIPOC 模型是一种思想方法。这个模型将过去一直被划分在组织外的供应商和顾客与组织的主体部分联系在一起,组成了一个整体;SIPOC 系统也特别指出系统的目标与系统是密不可分的。无论多大规模的组织,其业务流程都可以用 SIPOC 图来表示出来,其展示的活动跨越了职能部门的界限,可帮助组织获得"全景"视角。

(一)界定流程的范围

对于 SIPOC 中确定的因素,要进行控制。如果有变化,通常用5M1H(人、机、料、法、测、环)控制程序进行控制。

(二)明确各个职能之间的相互关系

每个 SIPOC 描述的流程由一个团队进行控制,设立明确的目标,对流程进行检查并改进。

(三)对于每个 SIPOC,确定流程的目标,实施标准化管理

可将已被标准化的流程称为作业,并将其作为管理基础单元来持续改进。

第二节　使用方法与步骤

一、SIPOC 图的绘制步骤

绘制 SIPOC 图首先要确定业务流程或产品(服务)的起点和终点,然后再明确关键的输出和顾客(包括组织内部或外部的顾客)及相关的供应商和输入(见表 12-1)。

表 12-1　　　　　　　　　SIPOC 工作表

供方	输入	过程	输出	顾客

使用 SIPOC 图的分析步骤如下:

1. 确定要用 SIPOC 图描述的过程并予以命名。

2. 确定流程的范围。

3. 明确流程的输出以及相关的顾客。

4. 明确供应商及其输入的资源。

5. 找出流程的促成因素。流程促成因素是指能使流程得以实现,但又不会被改变或消耗的因素。

6. 记录顾客对输出的需求,也可以把顾客提出的条件转变成可测量的顾客需求后再加进来。

7. SIPOC 图中流程的每个部分代表流程中的一项主要活动。

8. 与相关负责人、流程主管、倡议者及其他相关方一起对 SIPOC 图进行核实。

二、绘制 SIPOC 图的注意点

1. 供应商(S):绘制 SIPOC 图时,可能有很多供应商。如原材料供

应商、设备供应商等,图上表示的应为关键供应商,即流程的加工或服务对象的供应商。如对于制造工厂而言,其关键供应商之一是零件供应商。

2.输入(I):与供应商相同,流程的输入也可能有很多,图上表示的应为关键的输入,如制造工厂关键的输入之一是零件,医院关键的输入是患者服务请求等。

3.过程(P):一般只列举流程的主要活动,跟详细的过程流程图比较,SIPOC图的流程阶段简单清晰,没有判断、决策或反馈环节。一般要求流程阶段的活动不超过10个。

4.输出(O):输出一般不超过3个,一般只列举关键输出。

5.客户(C):顾客可以是接收流程输出的人或团体,也可以是下一个流程。

表12-2是一个设备租赁过程的SIPOC工作表的样例。

表12-2　　　　　　　　SIPOC 工作表(样例)

供方(S)	输入(I)	过程(P)	输出(O)	顾客(C)
申请人	租赁申请		批准的申请表	申请人
信用调查部门	资质证明	(见下)	出租的设备	
	信用证明		随机文件	
	信用报告		服务信息	

过程(P)								
顾客信用调查	→	设备确认与准备	→	随机文件的准备	→	收抵押金	→	交付

三、SIPOC 图的检查

为了保持 SIPOC 图的准确性,可采取一些检验活动:

1.在 SIPOC 图的"P"中,如果步骤的数量超过 7~8 个,团队对流程的考虑可能就过于详细。在项目界定阶段,需要从宏观上把握项目的范围及项目需要关注的流程,找出包含在项目中的相关过程。流程图过于详细可能会使团队的视角变窄,从而忽视应该考虑的跨职能合作问题。

2. 如果 SIPOC 图表明需要重新明确项目涉及的过程、输出或输入,就意味着需要调整项目的范围。

第三节 案例:应用 SIPOC 管理模型降低医院基建项目成本①

一、SIPOC 模型在医院基建项目中的应用

医院的基建项目往往存在投资大、周期长、缺乏精细化管理、效果不确定的问题。某院将戴明的 SIPOC 组织系统模型应用于医院基本建设项目对整个基建项目进行了系统管理和控制。

（一）供应商的选择（S）

在医院基建项目中,供应商即项目的参建单位（如土建、安装、装饰单位等）、材料供应者等。一家好的参建单位对整个项目的建设非常重要,该院在每个项目招标之前均对报名投标单位通过市招投标网站、市建设局官方网站等途径进行前期的摸底了解,对于重要的招标项目及主要材料等,还派员进行实地现场踏勘、拍照,向相关用户了解使用情况等,为选择实力和技术过硬的供应商提供了决策的依据。

（二）资源的利用（I）

在基本建设过程中,资源就是供应商提供的服务（包括但不限于劳动、材料等）。依据这一原则,该院对建筑、安装、装饰等材料进行了有效控制,使用节能材料和设备,有效降低了项目成本。

在病房楼建设过程中,该院全面加强对建筑施工材料的质量控制。

---

① 参见易利华、袁汇六、周莹:《应用 SIPOC 管理模型降低医院基建项目成本》,《现代医院管理》2014 年第 3 期。

对主要工程材料实行"甲供"或"甲控乙供"管理。制订了基建材料抽查与校验制度,成立了材料抽查小组,对主要工程材料进行抽检与封样,以确保工程材料质量。同时,该工程采用了一系列的环保节能技术,如墙体材料采用了蒸压加气块,幕墙玻璃采用了断桥隔热铝合金 LOW-E 中空玻璃,屋面采用了 XPS 板屋面保温系统,大楼照明采用了智能照明节能控制 LED 灯(T5 荧光灯管调频电子镇流器),屋面安装了太阳能热水系统。通过上述节能技术的采用,有效地减少了该楼的能源消耗,每平方米建筑年水电费由 2010 年的 99.39 元降至 2012 年的 92.24 元,每平方米建筑年水电费降幅为 7.19%,相应降低了患者单位诊疗变动成本。

(三)实施流程(P)

流程的管理控制在基本建设中是一个承前启后的重要环节。在大楼建设伊始,该院根据竣工时间的总体要求,编制了工程总进度计划表;同时要求各施工单位根据此并结合实际施工状况制订周进度计划和月进度计划,从制度上保证工程进度计划按时完成。在工程建设过程中,采取每周例会的形式,由医院协同设计、监理及各参建单位项目负责人,对工程建设中的质量、安全、进度、设计与施工的配合以及材料供应、资金投入、劳动力组织等多方面问题及时进行沟通协调,有效地控制了工程建设的质量、安全、进度。

该项目于 2008 年 8 月破土动工,项目建设工期只有 29 个月,工程进度明显超过同期兄弟医院,极大地提高了医院的资源使用效率,减少了医院的资金占用成本。

在项目实施过程中,医院严格工程投资控制工作。一是做好工程招标的限价控制,合理确定工程最高限价。二是医院制定了工程款项支付制度等相关管理制度。做到基建工程款每月严格按照施工月报、施工合同制订的工程款付款计划实施,确保所付资金合理、正确、到位。三是认真审核各项工程变更联系单,并提出各项合理化建议;对施工单位提出的增加投资的签证单,每一项都进行充分论证。

（四）项目交付控制（O）

流程的结果即是产品，对于基建项目而言也就是项目的交付使用以及是否达到了预期的建设目标。在大楼建设初期，该院就明确了该项目的建设目标，在招标文件及合同中，明确提出争创"国家优质工程奖"。围绕该目标，该院组建工程建设领导小组，协同设计、监理、跟踪审计、总包方联合组建工程创优领导小组，建立了项目建设管理体系，对建设过程中采取 SIPOC 管理方法，对设计、监理、施工统一管理、统一协调，使工程建设的质量、安全、进度得到有效的控制。

（五）受益对象（C）

受益对象是 SIPOC 模型的一个终点环节，是整个流程的结果在现实应用中的体现。对医院而言该对象就是患者。新大楼以患者为服务中心，设有 23 个病区，涉及神经内科、神经外科、普外科等多个科室，检验科、影像科、病理科等医技部门，配备了东芝 320 排 640 层高端螺旋 CT、国内功能最强大的美国贝克曼全自动生化免疫流水线系统、最新型 SPECT/CT、数字胃肠机、移动查房等先进的设施设备，功能齐全，标准化病房内设施完善，提高了医院的收治能力和多学科联合诊治能力，进一步提高了检查效率。

二、SIPOC 模型应用的效能

（一）缩短建设工期

该项目建设工期 29 个月，在同时取得批文的情况下，工程进度明显超过其他医院，使资源使用效率得到了极大的提高，在保证质量的前提下，减少了医院资金占用的机会成本。

（二）降低病房楼自身的建造成本

该病房综合楼项目单位工程造价 3890 元/平方米，在同区域同期同类工程中造价较低。这也得到了其所在市相关部门的认可。

（三）新增床位质量提升

病房综合楼投入使用以后，平均每床占医院总建筑面积得到了大幅提高,病房的硬件配套设施有了极大的改善,为病人营造了一个温馨、舒适的就医环境。

(四)医院接诊量提高,降低了患者就医的边际成本

病房综合楼内含影像科、检验科、病理科等重要检查科室,在为患者带来宽敞舒适的检查环境的同时,配备了 320 排 CT、ECT、自动化流水线等检查设施,进一步提高了检查效率。上述科室 2011 年同比 2010 年工作量都有较大幅度提高。随着医院接诊工作量的上升,病人免去了四处排队、等候床位等奔波之苦,显著降低了病人就医的边际成本。

(五)降低了患者单位诊疗变动成本

该项目在空调、照明、层流系统的能效耗用中分别采用节能措施,有效地降低了能源的消耗,相应降低了患者单位诊疗变动成本。

第十三章　ECRS

ECRS

第一节　ECRS 的含义

ECRS 主要是应用于流程管理中,它由四个英文单词的缩写组成,代表着四层含义及四种不同的改善方法。

一、取消(Eliminate)

改善工作流程的最高原则是取消不必要的工作环节。例如,取消生产流程中不必要的工序、搬运、检验等环节。

二、合并(Combine)

保留工作量过大、出于专业需要或以增加工作效率为目的的工作环节;而对于其他环节操作,则需要予以合并。例如,对工具、控制和动作的合并等。

三、重排(Rearrange)

按照合理的逻辑将程序重新排序,或者在其他要素顺序发生改变后,对工作顺序进行重新安排,同时也可进一步识别可取消或合并的环节。

四、简化(Simplify)

对工作内容和步骤进行简化,亦指动作的简化,能量的节省。对于各环节及其工作内容,都可以进行必要的简化。例如,对于工序操作中的动作组合,特别是在一个位置上的多个动作,要尽可能予以简化。[1]

"完成了什么? 是否必要? 为什么?"如果工作或动作不能取消,则考虑能否与其他工作合并、对工作的顺序进行重新排列,予以简化。

第二节 ECRS 的内涵、具体内容及作用

一、内涵及具体内容

(一)取消

首先考虑该项工作有无可能取消。如果其涉及的工作、工序、操作可以被取消而又不影响半成品的质量和组装进度,这是改善的最佳效果。例如,取消不必要的工序、搬运、检验等,特别要注意那些工作量大的装配作业;如果不能全都取消,可考虑取消一部分。例如,将本院自己做改为外包,这也是一种取消和改善。

具体内容:

取消所有多余的步骤或动作(包括身体、四肢、手和眼的动作);减少工作中的不规则性,比如固定工具存放地点,形成习惯性、机械动作等;尽量取消或减少如抓握、搬运等对手的使用;取消笨拙的、不自然或不流畅的动作;尽量减少一切肌肉力量的使用;减少对动量和惯性的克服;杜绝所有危险动作和隐患;除必要的休息外,取消工作中人员和设备的闲置时间。

---

[1]　参见华通咨询:《改善永无止境》,清华大学出版社 2012 年版,第116 页。

（二）合并

合并就是将两个或两个以上的工序合并成一个。如工序或工作的合并、工具的合并等。合并可有效消除重复现象。当工序间的生产能力不平衡，出现人浮于事和忙闲不均时，就需要整合这些工序。可以考虑能否把有些分散的不同的工序去进行的相同的工作完全都合并在一道工序。

具体内容：

合并多个方向突变的动作，形成单一方向的连续动作；固定机器的运行周期，并使工作能在一个周期内完成；实现工具的合并、控制的合并及动作的合并。

（三）重排

重组也被称为"替换"，就是为实现工作改善的目的，通过改变工作程序，重新组合工作的先后顺序。例如，对换前后工序、把手的动作转换为脚的动作、调整生产现场的机器设备位置等。

具体内容：

均衡两只手的工作负荷，做到相互对称，同时进行；将工作由手向眼转移。

（四）简化

经过取消、合并、重组之后，再对该项工作进行更深入的分析研究，尽量简化现行方法，最大限度地压缩作业时间，提高工作效率。简化是一种工序的改善，也是局部范围的省略。

具体内容：

在能够完成工作的基础上，有间歇有节奏地使用最小的肌肉群；减少目光搜索的范围与变焦次数；使在身体不必移动的情况下，能在正常区域内完成工作；减小动作幅度；使手柄、杠杆、踏板、按钮等控制器适配于人的身高与机体性能；在需要高强度使用肌肉力量处，借助惯性来获取能量辅助；使用尽可能简单的动作组合；减少每个动作的复杂程度，尤其是在同一位置上的多个动作。

二、作用

1. 简化工艺程序,使整个工序流程达到最简单、最经济的效果。

2. 通过制订标准时间,修正作业标准书,对作业人员进行标准化的培训,

可极大降低工序流程中人为差错出现的概率。

3. 可以通过 ECRS 的取消、合并、重组和简化的技巧实现工序的平均化。

利用工装机械化和设备的自动化,对作业人员进行专门的作业培训,使作业动作符合动作经济性的原则,有助于实现工序的均衡化。

第三节　使用方法

ECRS 的实施必须严格按照取消、合并、重组和简化的顺序进行,不能打破这一顺序。

1. 对任何工作,首先要问为什么做、目的是什么、作用是什么,要问能不能不做,不做的结果会是什么。如果做了作用不大并耗费太多的精力,或者不做对整体影响不大,那完全可以不做,以腾出时间完成更重要的工作,从而提高整体的工作效率和效果。

2. 如果这项工作不能或不宜取消,那么,需要考虑其能否和本部门其他工作合并,能否跨部门合并,以减少重复劳动并实现数据共享,提升团队的整体工作效率。

3. 经过取消和合并后,再梳理和改变操作流程,重新组合工作前后顺序,优化流程,均衡各方工作量,以实现整体改善的目的。

4. 经过上述三步保留的必备工作,考虑用最简单的办法进行处理,比如采取适当的工具或建模(如各种系统),减少繁琐的过程及各种复杂性,以降低工作难度,便于员工操作,也降低对员工技能的要求,实现工作效率的提升。

第四节　案例：某公司运用 ECRS 中的"剔除"部分解决财务部人手不足问题[①]

××是一家企业的副总，老总是董事长本人，董事长负责财务部和销售部，××负责其他部门。

有段时间，由于销售任务非常重，董事长就让××兼管一下财务部。××到财务部后，财务部经理对××抱怨说，董事长不讲道理，你看，我们部门只有七个人，工作任务重，经常加班而且没有加班费。让董事长招人，他不同意，真是太不讲道理了。

××到财务部后，就开始观察他们是如何工作的。通过一个月的观察，××发现财务部可做的事其实没有那么多。××把财务部经理找来，帮他分析说：你做好两类事情就可以了。第一是满足企业外部的相关部门（如税务、工商部门等）的要求，因为这些事跟企业的利益和生存密切相关；第二做好企业内部的服务工作。看到你做了很多报表、分析报告和计划。如果看这些资料的人说有用，你就继续做；如董事长从来都不看每月你给董事长做的 6 份详细报表，这就是无效动作，就不要再做了。后来，××把董事长请来，和财务部经理一起讨论财务部到底该做哪些工作。最终讨论的结果是，董事长同意其中的两份报表继续交给他看，但是要求做得再简化一些，另外四份报表就不必做了。因为工作量减少了，财务部辞退了两名员工，剩下的五名员工不需加班就可以完成工作。

其实，任何部门都会遇到类似于财务部的这种情况。当提出停止做那 6 份报表的建议时，财务部经理还对××说："你是外行，又不懂财务，你这是在瞎指挥。"问他为什么这么说，他说那 6 份报表是财务和会计科目要求必须做的。××对他说："让财务科目和会计科目见鬼去吧！做

---

① 参见李庆远：《做最好的生产主管》，广东旅游出版社 2015 年版，第 97 页。

企业不是做财务科目、会计科目,只要提供必需的东西就可以了,为什么一定要按照财务科目和会计科目做呢?"许多工作都存在"知其然,不知其所以然"的情况,从来没有人静下心检讨一下做这些事情的意义。所以,如果管理者能认真思考一下自己每天的某些工作是否有必要做,就可以剔除掉很多无效工作。

第十四章　5W1H

5W1H

第一节　5W1H 的含义

1932 年,美国政治学家拉斯维尔提出"5W 分析法",后经过人们的不断应用和总结,逐步形成了一套成熟的"5W+1H"模式。"5W1H"即"What-Why-When-Where-Who-How"。其强调要从目的、原因、时间、地点、人员、方法等要素角度思考选定的项目与操作,以完成所承担的目标任务。

目的(What):即做什么,是否必要,有无其他更适合的对象。

原因(Why):即为何做,为什么要这样做,是否可以不做。

时间(When):即何时做,为何需要此时做,有无更适合的时间。

地点(Where):即何处做,为何需要此地做,有无更适合的地方。

人员(Who):即何人做,为何需要此人做,有无更适合的人。

方法(How):即如何做,为何需要这样做,有无其他更适合的方法与工具。

第二节　5W1H 的主要内容及作用

一、内容

5W1H 分析是企业管理中分析市场是否形成通常采用的定性模式或基本方法,也被称为"六何分析法"。它是对选定的项目、工序或操作,都要从原因(何因 Why)、对象(何事 What)、地点(何地 Where)、时间(何时 When)、人员(何人 Who)、方法(何法 How)等六个方面提出问题进行思考,故称"5W1H 分析"。

(一)对象(What)——什么事情

生产什么产品或提供什么服务? 车间生产什么零配件? 为什么要生产这个产品? 能不能生产别的? 到底应该生产什么? 例如,如果这个产品不挣钱,是否可以换成利润高点的?

(二)场所(Where)——什么地点

在哪里进行生产? 为什么要在这里? 换个地方行不行? 到底应该在哪里生产? 这是选择工作场所应该考虑的。

(三)时间和程序(When)——什么时候

何时进行某个工序或操作? 为什么要在这时进行? 能否在其他时候进行? 把后面的工序或操作提到前面行不行? 到底应该何时做?

(四)人员(Who)——责任人

这个事情是谁在做? 为什么要让他做? 如果他既缺乏责任心,又不能团结同事,是不是可以换个人? 有时候换掉一个人,整个工作就大有改观。

(五)为什么(Why)——原因

为什么采用这个技术参数而不是其他? 为什么不能有变动? 为什么要做成这个形状? 为什么采用机器替代人力? 为什么是非做不可?

（六）方式（How）——如何

手段也就是工艺、方法。例如，我们是怎样做的？为什么用这种方法来做？有没有别的方法可以做？到底应该怎么做？有时候改变方法，全局就会改变。

二、作用

任何事情的发生和变化基本上都离不开 5W1H 这六个要素，现场管理也是这样，掌握了 5W1H，事情就成功了一半，现场也就秩序井然。

比如，作为现场管理人员，必须根据生产计划安排落实工作。因此，5W1H 是必不可少的。现场人员多、班次多，有各种各样的设备、材料，各种工序，品种批次都多，如果指示没有具体内容，凭感觉认为员工知道该如何去做，就会导致下属无所适从，要么不去做，要么靠自己的想象随意发挥去做，必然使作业结果出现偏差，在生产现场出现混乱也就不奇怪了。因此，在发出指示时，应尽可能把工作说明白、说透彻。要清楚、详细地向员工说明，某工作由谁来做、做什么、为什么要这样做、应该什么时候去做、在哪儿做、怎么去做，即要做到 5W1H，这样工作人员才会明确自己的作业目标，从而保证工作过程中不出差错，顺利地完成本职工作。[①]

第三节　使用方法与步骤

第一步（What）：做什么事？目的是什么？

第二步（Why）：为什么要做？有什么意义？有必要吗？

这两个步骤就是为了排除那些不必要的工作，若不能通过这两个问题的诘问，那么就要放弃以后的步骤。

第三步（When）：什么时候做？完成的时间是否适当？

---

① 参见侯章良、王波编著：《金牌班组长速成手册》，广东经济出版社 2009 年版，第 160 页。

第四步（Where）：在什么地方做？在何范围内完成？有更合适的场所吗？

第五步（Who）：由谁负责做？由谁负责执行？有没有更合适的人？熟练程度低的人能做吗？

通过这三个问题将实施的范围和所需要的人力资源框定下来。

第六步（How）：采用什么方法来做？采用什么方法实施？有没有更好的方法？这个问题是问采用的流程，流程能否优化。

在全面考虑这六个问题后，计划就成为一个可执行的计划而不会只被停留在纸面上而无法实施。

当然，在运用5W1H工作分析法解决问题时，也要灵活运用，不必一遇到问题，就用5W1H进行全盘分析，那样做不仅浪费时间，可能还会带来不必要的麻烦。5W1H作分析法是流程性的思考方法，因而，5W1H作分析法的运用技巧也就在于对相应的流程进行变通处理，这种变通处理无非四种：取消、合并、改变和简化。

取消就是去掉某些程序。首先应考虑取消不必要的环节，比如不必要的工序、搬运、检验、动作等。如果可以取消这些环节，就是一个最大的改善。此外，对5W中某些问题的答案如果十分确定，不必费心去进行分析与考虑，直接取消这些程序，重点考虑如何做（How）的问题就可以了。

合并，就是把关联性较大的环节、工序或程序进行合并处理。当生产过程被划分为多个工序后，由于不同工序之间生产能力的不平衡，会出现忙闲不均等情况，就需要对这些工序进行调整或合并，以提高生产过程的比例性、均衡性和连续性，从而大大提高工作效率，尤其通常在流水线生产上的合并可产生立竿见影的效果。

改变，又称重组，则是根据具体情况，改变工作过程的工艺，重新组合工作的先后顺序，以提高工作效率。如：对换前后工序；将手动操作改为脚动；调整设备布局；改变人与设备的配置；等等。

简化，是指经过取消、合并、改变等改善后，更进一步对该项工作进行分析研究,尽量简化方法的内容、步骤或动作,提高新的工作方法的效率。简化将复杂的程序、工艺变得更合理、简便、易于操作,在规模化生产或重复性强的工作环节中,常常能极大地提高效能。

总之,在工作、学习和生活中学会运用5W1H工作分析法,不仅能为做好工作提供有益的帮助,还能在长期的实践中提升人员的综合能力和素质。①

第四节　案　例②

医护人员要用手接触病人及进行各种操作,因此其双手成为病人间交叉感染的关键环节之一,手卫生管理在医院安全管理工作中尤为重要。2015年12月,某院尝试改进医护人员手卫生管理模式,在普外科3个病区的医护人员手卫生管理中引入以5W1H设问法为框架的小组化手卫生管理模式,取得了良好效果。

该院普外科有3个病区共59名医护人员,在对手卫生管理的认知、态度、支持度以及专业、年龄、性别等方面无显著性差异。

该院以5W1H设问法为框架的小组化手卫生管理模式:

目的(What):病区的医院感染管理专职人员根据本病区医护人员手卫生依从性的差异,按需对其进行个体性强化,明确手卫生依从的目的。

依据(Why):国家《医护人员手卫生规范》的相关要求。

时间节点(When):选择并详细列出覆盖医护查房、伤口换药、各项护理操作、各种诊疗操作等接触病人及操作环节等的手卫生管理的关键节点。

---

① 参见孙世峻:《高效人士的五堂课》,北京工业大学出版社2012年版,第226页。
② 参见邵巧云、杨迎飞、陈迎璐:《以5W1H设问法为框架的小组化手卫生管理模式应用研究》,《卫生职业教育》2016年第23期。

范围(Where):在普外科 3 个病区规范医护人员行为。

人员(Who):由各科医院感染管理专职人员引导全体医护人员共同完成。

方法(How):

1. 专职人员与医护人员共同参与、定期举办手卫生知识讲座,根据医护个人特征,反复强化训练,重点解决手卫生知识不全面、工作忙没有时间洗手的问题,纠正戴手套不用洗手、不洗手危害不大、频繁洗手损害皮肤等错误认知。

2. 在洗手设施、操作用具(治疗车、换药车、护理车等)的醒目处张贴洗手提醒标识。

3. 提供方便、快捷的洗手环境,配备足量洗手液、快速手消毒剂、干手纸巾等。

4. 将使用含乙醇的手消毒剂作为提高手卫生依从性的标准,在手部没有明显污染时,使用含乙醇的手消毒剂消毒;在手部有明显污染时使用流水洗手。

5. 成立外科管理小组,对外科各科室手卫生工作进行不定期监督、巡视。监督员定期轮换。

6. 将手卫生管理纳入科室绩效考核范围,作为个人月绩效的指标之一。

该院以 5W1H 设问法为框架的小组化手卫生管理模式取得了本院医院感染管理委员会专家认可,于 2015 年 12 月应用于医护人员手卫生管理,并对 3 个病区所有医护人员进行改进前后的手卫生依从性调查。

结果表明,通过应用以 5W1H 设问法为框架的小组化手卫生管理模式,改进前后医护人员手卫生依从性状况比较有了较大改善。比如,依从性从改进前的 35.6% 提高到改进后三个月的 51%。

第十五章　PDCA 循环

PDCA

第一节　PDCA 循环的含义

PDCA 循环,即计划(Plan)—执行(Do)—检查(Check)—行动(Act),是美国质量管理专家休哈特(Walter A. Shewhart)博士首先提出的,由戴明(W. Edwards Deming)推广、普及、发扬光大,所以又称"戴明环"。PDCA 循环全面质量管理的理论基础和方法依据,是能使任何一项活动有效进行的一种合乎逻辑的工作程序。

所谓管理,实质上就是 PDCA 循环的运行管理。做任何事情,可从大的方面做战略规划,从小的方面做战术计划。在多个方案中优化选择就形成决策。计划执行过程中及时检查问题和偏差,对问题进行分析、研究、处理,对偏差进行调控,然后总结经验教训,转入下一个循环的计划阶段。这种 PDCA 循环,具有通用性。

计划(Plan,P):即根据顾客的需求和组织的方针,为实现预期结果确定必要的目标和过程。

执行(Do,D):即按照确定的计划、目标,根据已有的内外部信息,设计出具体的行动方案,进行布局。再根据设计方案和布局,进行具体实施,努力实现预期目标的过程。

检查(Check,C):即确认方案的实施是否达到了预期目标。

纠正(Action,A):总结方案效果不明显或者实施中出现的问题,为进行新一轮的PDCA循环提供依据。

第二节 PDCA循环的主要内容、特点和作用

一、主要内容

计划(Plan,P),包括确定方针和目标及制定活动规划。

要通过市场调查、用户访问等摸清用户对产品质量的要求,确定质量政策、质量目标和质量计划。包括现状调查、分析、确定要因、制订计划等。

执行(Do,D),是根据已知的信息,设计具体的方法、方案和计划布局;再根据设计和布局,进行具体运作、人员培训,实现计划中的内容。

检查(Check,C),主要是在计划执行过程中或执行后,检查执行情况,看是否符合计划的预期结果,明确效果,找出问题。

纠正(Action,A),是对总结检查的结果进行处理,肯定成功的经验,并予以标准化;总结失败的教训,避免今后再次发生。对于没有解决的问题,应提交到下一个PDCA循环中去解决。

此阶段是PDCA循环的关键。因为处理阶段就是解决存在问题,总结经验和吸取教训的阶段。该阶段的重点又在于修订包括技术标准和管理制度在内的标准。

二、特点

(一)大环套小环,小环保大环,推动大循环(见图15-1)

PDCA循环作为质量管理的基本方法,可用于单个工作项目,也可用于整个医院及其内部的科室、班组以至个人。各级部门根据医院的总体目标,都可以有自己的PDCA循环,层层循环,形成大环套小环,小环里面又套更小的环。大环是小环的基础和依据,小环是大环的分解和落

实。各级部门的小环都围绕着医院的总体目标朝着同一方向转动。通过持续循环把医院上下或各项工作有机地联系起来,实现相互协同与促进。

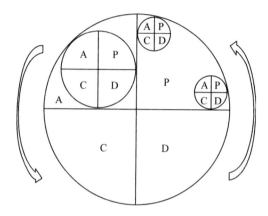

图 15-1　PDCA 的大环与小环

(二)不断前进,不断提高

PDCA 循环就像爬楼梯一样,一个循环结束,工作的质量就会提高一步,然后再进入下一个循环,再运转、再提高,实现持续改善与提高(见图 15-2)。

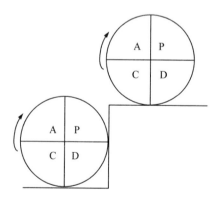

图 15-2　PDCA 循环图

(三)循环上升

PDCA 循环不是在同一水平上进行的循环。每循环一次,就会解决一部分问题,水平就更高一级。每通过一次 PDCA 循环,都要进行总结,提出新目标,再进行第二次 PDCA 循环,使品质管理的车轮持续向前。

三、作用

让医院有序运作是医院领导者最根本的任务。医院领导者所做的一切工作,无论是预测、计划、控制还是检查,从本质上讲,都是实现从无序到有序、从混乱到条理的工作。成功的领导者都是通过寻找和不断地优化工作程序来谋求事半功倍的工作效果的。

PDCA 工作循环是从制订工作计划开始,通过认真地组织实施和控制检查,经过总结制订新的计划,进一步实施,使各个工作环节相互协同,将复杂的工作任务体系化、秩序化的不断循环提高的工作程序。

医院整体性、战略性的工作构成一个大循环,医院内各科室的局部性工作构成中循环,在科室的工作循环中又包括各个班组乃至个人的小循环,这样整个医院的工作就形成了一个大环套小环,环环相扣,小环保大环的循环体系。通过大大小小的循环不断地转动,可以顺利完成医院的整体工作和各个科室的局部性工作。

PDCA 循环不是在原地不动的转动,它不断循环的过程是一个上升和发展的过程。第一次循环完结后又开始第二次循环,但它不是前一循环的重复,而是如同爬楼梯一样,每循环一次都实现一定的目标,解决一批问题,然后在更高一级的水平上作新的循环。最后的处理阶段是至关重要的,是不断循环的关键,特别是该阶段的总结这一步,起着承上启下的作用。因此,在这一阶段中,必须对前一阶段的成绩和错误都加以"标准化""制度化",以便在下一循环中,巩固成绩,制定新的目标,避免重蹈覆辙。

PDCA 工作方式所揭示的管理工作的基本规律,几乎适合于任何事物。它符合实践、认识、再实践、再认识,反复循环的认识规律。实践证明,严格按 PDCA 工作方式来解决所遇到的问题,可以抓住关键,查清原因,措施落到实处,有效巩固现有成果,使工作有条理,因此,它是医院领导者应掌握的一种科学而有效的工作方法。

第三节 使用方法与步骤

(一)选择项目,分析现状,找出问题

(二)确定目标,分析产生问题的原因

制定目标时可以使用关联图、因果图来系统化揭示各种可能之间的联系,同时使用甘特图来制定计划时间表,从而可以确定研究进度并进行有效的控制。

(三)根据已有信息,制定出各种方案并确定最佳方案

其中最有效解决问题的关键点是要区分主因和次因。正交试验设计法、矩阵图都是进行多方案设计中效率高、效果好的工具方法。

(四)制定对策与计划

方案步骤要具体化。明确回答出方案中的"5W1H",即:为什么制定该措施(Why)、目标是什么(What)、在何处执行(Where)、由谁负责(Who)、什么时间完成(When)、如何完成(How)。可使用过程决策程序图或流程图分解方案的具体实施步骤。

(五)制定出具体的行动方法、方案,进行布局,有效采取行动

在该阶段除了按计划和方案实施外,还必须要对过程进行测量,收集过程的原始记录和数据等项目文档,确保工作能够按计划进度实施。

(六)验证、评估效果

确认将采取的对策后,总结采集到的证据并进行相应分析,判断是否达到了预定的目标。如果没有达到预期的结果,应确认是否严格按照计划执行,如果是,就意味着方案有问题,那就要对方案进行调整。

(七)标准化,固定成绩

对已被证明的有效措施进行标准化,使其转化为工作标准,以便之后的执行和推广。

（八）总结问题,处理遗留问题

所有问题不可能在一个 PDCA 循环中全部解决,遗留的问题会自动转进下一个 PDCA 循环,如此,循环往复,螺旋上升。

第四节　应用案例[①]

某医院发现大部分科室Ⅰ类切口手术的预防性抗菌药物使用超出了国家规定的此类药物使用的比例在 30% 以内的要求。

该院决定使用 PDCA 循环来解决这一问题。通过调查发现,影响该指标达标的因素有医务人员担心手术感染、认为病情需要、异物植入、患者强烈要求使用、计算机程序没有约束力、统计误差等。其中,医务人员的因素排在第一位,有 83% 的医生担心会出现术后切口感染。

经进一步分析,他们认为导致医务人员有这样的认识的原因可能是缺乏培训导致的相关知识的不足。针对发现的问题,该院医务科开展了问卷调查,旨在了解Ⅰ类切口手术预防性抗菌药物的使用情况,统计Ⅰ类切口的病种,重新调整医生抗菌药物使用的权限,加强日常质控;感染管理办公室则采取措施加强手术室环境消毒的监管、手卫生管理及规范换药的管理;计算机中心完善了医嘱中抗菌药物预防、治疗的标记功能,并进一步改进了统计程序。药剂科分析了 2013 年 1 月至 7 月Ⅰ类切口手术预防性使用抗菌药物的情况,制定了Ⅰ类切口手术预防性使用抗菌药物的控制目标,并与各临床科室签订了合理应用抗菌药物责任书,同时开展面向全院医务人员的合理应用抗菌药物培训,并坚持每周进行Ⅰ类切口手术预防性使用抗菌药物临床效果检查分析。

3 个月过后,有 10 个科室已将该指标控制在 30% 以内,只有 4 个科室仍然在卫生部规定的 30% 的要求以上。他们把没有解决的问题列出来,进行了认真分析,进入下一个 PDCA 循环。

---

① 参见王风、徐必生:《PDCA 持续改进医疗质量》,《中国医院院长》2014 年第 11 期。

第十六章　鱼骨图

Fishbone Diagram

第一节　鱼骨图的含义

鱼骨图(Fishbone Diagram),又称"因果图"或"鱼刺图",它是由日本著名的质量管理大师石川馨在1953年提出来的,因此又名"石川图"。

作为质量管理老七种工具之一,鱼骨图主要用于质量分析。鱼骨图可以展示导致问题出现的潜在原因,是表达和分析问题的因果关系的特定的分析工具。[①]

在实际的管理过程中,经常会遇到各种繁杂和突发的问题,这种情况下运用鱼骨图来进行分析,有助于找出导致问题出现的症结,有针对性地提出对策,解决问题。

第二节　鱼骨图的主要内容、特点及作用

一、主要内容

管理活动的主要的任务之一就是发现和解决问题,而问题往往是由多因素引发的,不同因素对问题的影响程度也有所不同。使用鱼骨图就

---

① 参见董文尧:《质量管理学》,清华大学出版社2006年版,第176页。

是为了找出导致问题的各种影响因素,并对这些因素进行分类和分析,在一张图上将各种因素用形如鱼刺的箭头表示出来,以展示出现的问题与其潜在原因之间明确、系统的关系。[①] 鱼骨图有助于分析问题特性与影响问题特性的原因之间的关系,可通过对问题现状的把握,分析问题出现的原因,最后找出有效对策来促进问题的解决。

在鱼骨图的绘制过程中,大部分导致问题的原因可以被归结为人员(Man)、机器(Machine)、物料(Material)、方法(Method)、环境(Environment)五类,后来又添加了测量(Measurement)一类问题,于是将这六种问题简并,称为"5M1E"。

二、特点

鱼骨图的最大特点就是整张图看上去像是完整的鱼骨(见图 16-1)所示,将分析或暴露出来的问题放在"鱼头"处,将构成问题的因素标注在鱼刺上,影响因素还可进一步分为主要因素与次要因素。由于鱼骨图的简洁实用、深入直观的特点,使其被广泛用于各个领域的问题分析阶段。[②]

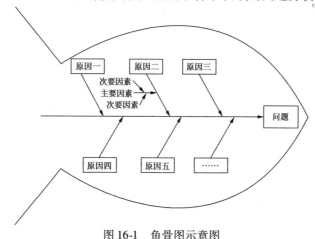

图 16-1 鱼骨图示意图

---

① 参见马义中、汪建均:《质量管理学》,机械工业出版社 2012 年版,第 88 页。
② 参见罗宜美、黄胜延、曹式有:《改进鱼骨图在生产管理中的应用》,《工业工程》2007 年第 2 期。

三、作用

鱼骨图并非一个定量的工具，但它可以协助我们找出引发问题潜在的原因。通过鱼骨图人们可以思考：发生问题的原因究竟是什么？[1] 它使管理者将关注点放在导致问题的根本原因上，而不是问题的表象。鱼骨图分析法的核心价值是管理者不是一味追究某个人员操作过程的失误，而是需要关注整个系统和过程；其目的是找到能防止同类问题再次发生的方法；它是培养员工树立安全意识、责任意识、营造医院质量意识和安全意识的重要过程。

在管理过程中，凡是比较直接简单的问题，都可以使用鱼骨图进行分析。鱼骨图具体可以用在以下情况[2]：

1. 生产或工作现场存在的质量问题分析。

2. 职能部门进行具体问题分析、表达关系、总结经验。

3. 质量改进的过程中，寻找改进目标。

第三节　使用方法与步骤

在绘制鱼骨图时，一般应遵循以下几个步骤[3]：

1. 让对该问题熟悉并具有丰富相关知识的人员进行讨论来确定质量问题、特性或目标。可以使用排列图来辅助决策。

2. 写出问题与鱼骨图主干，通过人、机、料、法、环等方面确定导致发生问题可能因素的主要类别。大枝应该放在主干的两边并与主干形成60°~75°的夹角。

[1]　参见孟亮：《基于改进鱼骨图的 X 公司 QC 过程优化研究》，山东大学硕士学位论文，2016 年。

[2]　参见皮圣雷：《综合鱼骨图及其在项目管理中的应用研究》，《中国软科学》2009 年第 4 期。

[3]　参见郑照宁、武玉英、包涵龄：《用鱼骨图与层次分析法结合进行企业诊断》，《中国软科学》2001 年第 1 期。

3. 按照大枝的问题类别,通过多问为什么来探寻更加具体的问题。一般而言,确定问题的原因应该遵循从大到小、从粗到细的顺序,先画出大枝,再进一步画出中枝和细枝,一直细分到具体可操作的解决问题的对策为止。

4. 对于某些需要特别强调的原因,应该进行醒目的标注,但这种原因不能太多,一般不应超过4~5个。同时,还需要注意以下注意事项:

(1)问题应该尽量具体化,避免含糊不清。例如,"配件不合格"就不是一个具体的问题,应该指出到底是因为尺寸不合格还是其他缺陷导致的不合格。如果是尺寸不合格,就应该说明是哪个尺寸的不合格,这才是明确的因果关系。

(2)在绘制鱼骨图时,应使用头脑风暴法进行集思广益,召集对问题熟悉的人一起绘制,应重视现场人员的意见,尽可能使原因客观,防止对问题的主观看法。

(3)原因的分类的大枝不一定要严格按照5M1E来提问,具体可根据实际情况来决定。

(4)对于原因的分析应尽可能透彻,对大枝的分析至少应再进行两层,不断进行提问,多问为什么直到找到具体措施为止。

(5)一张鱼骨图只能有一个问题,不能用一张鱼骨图分析多个问题。

第四节　鱼骨图在护理不良事件管理的应用案例①

一、问题背景

患者为63岁的女性,入院诊断为糖尿病肾病综合征,入院体检呈贫血貌,全身浮肿,入院后,值班医师立即通知护士抽急查血,但在开立医

---

① 参见雷金娟:《鱼骨图分析法在护理不良事件管理中的应用》,《中国医药指南》2013年第17期。

嘱时,却漏开了急查"血常规"的化验单,处理医嘱的护士,也没认真核对,就将化验单交给另一名护士去采血,致使漏采"血常规"标本。当拿到检验报告单时,值班医师才发现没有血常规结果。

二、鱼骨图分析

（一）鱼骨图分析前的准备

成立分析小组,确立调查的时间段为从患者入院到化验急查结果出来后,确定不良事件为"漏采血标本"。收集病例资料,对值班两名护士、值班医师、患者家属、病区护士长等进行访谈。

（二）探究主要原因（见图16-2）

原因一:值班医师未严格执行医嘱管理制度,开立医嘱后,没有对化验单与医嘱是否一致进行核对。原因二:处理医嘱的护士责任心不强,未严格执行医嘱查对制度。原因三:抽血的护士未严格按照标本采集制度执行。原因四:科室没有建立紧急情况下标本采集流程及制度。原因五:患者入院时间处于中午繁忙时段,只有两名低年资护士,人力资源配置不足。原因六:医护沟通不到位。

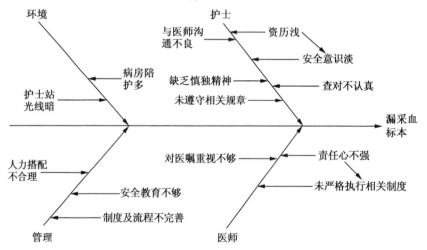

图 16-2　漏采血标本鱼骨图分析

（三）确认根本原因

科室的相关制度不完善,没有建立紧急情况下标本采集制度及流程;科室安全防范的教育与培训的力度不够,尤其是对低年资护士的培训;没有做到弹性排班,人力搭配不合理;医护沟通不到位。

（四）制定改进措施

针对根本原因,组织全科室医护人员学习相关法律法规,增强全员安全意识,尤其是增强低年资护士的安全意识;修订和完善医嘱管理和执行制度;制定紧急标本采集制度及流程;合理排班,做到新老搭配,繁忙时,增加值班人员。

第十七章 品管圈

Quality Control Circle

第一节 定义、产生及发展

品管圈(Quality Control Circles，QCC)是指由工作性质相同、相近或互补的人们自发组成数人的小圈团体，通过全体合作、集思广益，按照一定的活动程序来解决工作现场管理所发生的问题，以便达到提高产品质量和工作效率的目的。[①]

品管圈的思想起源于1950年美国质量大师戴明教授的统计方法课程以及1954年朱兰教授的质量管理课程。1962年，日本的石川馨博士将品管圈活动进一步发扬光大，使日本企业对产品质量进行严格要求和改进，打下了日本产品以优良品质闻名世界的基础。1963年，日本仙台举办了第一届品管圈大会，此后，品管圈活动在日本得到广泛应用。

从1962年日本科技联盟(JUSE)建立品管圈起，到今天在联盟注册的品管圈已经超过了10万个，而未注册的品管圈超过100万个。如今世界上许多地方都在推行品管圈活动来进行质量改进，世界上每年都要召开一次国际QCC小组大会，交流经验，发表成果，吸引了许多国家参加。

---

① 参见马义中、汪建均：《质量管理学》，机械工业出版社2012年版，第106~111页。

如今,QCC 活动的范围仍然在继续扩大,已经不仅局限在品质控制方面,更涉及了组织管理其他各个方面,如成本、效率、交货期等等。QCC 活动也不仅仅是员工自主自发进行的活动,更是成为员工日常工作的重要部分。研究表明,将 QCC 活动作为员工职务活动一部分来施行的企业,往往能够取得良好的改善效果。

截至 2014 年年底,我国医疗行业已经开展了 20000 圈的品管圈活动。①

第二节　品管圈的内容、特点及作用

一、主要内容

品管圈,又称"QC 小组",是在生产或工作岗位上从事各种劳动的员工,以组织的战略为目标,结合生产或服务现场存在的问题,自发地组织起来,以解决质量、消耗、人员素质、经济效益等各方面存在的问题为目的,运用质量管理相关概念和工具开展一系列活动的小组。其中包含了四层意思:

1. QCC 的成员可以是组织中所有岗位的人员,不论领导者、管理者,还是技术人员、一线员工、后勤服务人员,都可以作为小组成员参与。

2. QCC 应该围绕组织的战略,针对组织实际情况选择研究解决的课题,活动内容可以非常广泛。

3. QCC 活动的目标包括提高人员素质,发掘员工的积极性、能动性,提升质量,减少浪费,增加效益。

4. QCC 是科学性极强的活动,应严格依据质量管理的理论体系和方法工具进行,否则不能称为 QCC 活动。

---

① 参见刘庭芳:《我国医院品管圈活动综述》,《中国医院》2014 年第 7 期。

二、特点

QCC 活动主要具有以下的特点[①]：

（一）明显的自主性

从 QCC 的组建来看，它跟其他组织内部的工作班组等行政组织有明显区别。其建立并非依靠组织的行政命令，而是基于员工的自主自愿参加，充分发挥并尊重员工的主观能动性，通过自我管理与教育，相互启发，实现共同提高。

（二）广泛的群众性

参与 QCC 的人员构成不仅包括了管理者，还包括了技术人员，同时更重视在生产、服务现场的一线人员参与。总体而言，组成 QCC 的人员越丰富，人数越多，活动的实施效果越好。

（三）高度的民主性

从 QCC 的分工和活动方式看，小组的领导者可以通过民主投票产生，更常见的做法是成员轮流担任组长，既充分发挥每名成员的领导才能，同时也给其成长和锻炼的机会。在进行小组讨论以解决问题时，成员无论职位高低，都可以平等地发表自己的看法。

（四）严密的科学性

QCC 小组活动应严格遵循质量管理的方法论。首先应按照 PDCA 循环的工作方式；其次应该严格按照相关程序与步骤开展工作；最后应用数据说话，使用统计学等学科知识来分析解决问题。

三、作用

开展 QCC 活动充分体现了现代科学管理中以人为本的精神，可以激发全体员工的创造力和智慧，提升其参与全面质量管理、构建质量管理体系和追求卓越绩效的积极性与能动性，为组织的发展提供强大的支

---

① 参见董文尧:《 质量管理学》,清华大学出版社 2006 年版,第 300～301 页。

持。一般而言,QCC 有以下几种作用:

1.有利于开发组织智力资源,提高员工素质,发掘潜能。

2.有利于提升质量,预防潜在的质量问题的发生。

3.有利于减少浪费,降低成本,提高效率。

4.有利于加强各项工作管理,提高组织整体管理水平。

5.有利于实现全员参与管理。

6.有利于在组织内部建立和谐的氛围,增强员工的团结与协作精神。

7.有利于员工思维能力、组织能力、分析问题、解决问题能力的提高,帮助员工提升自我。

8.有利于提升顾客的满意度。

第三节　使用方法与步骤

一、QCC 活动小组的组建

组建 QCC 活动小组有四大原则:

(一)自愿参加,自由组合

不能靠行政命令来成立 QC 小组,而应是参与小组的成员出于自身对活动的深刻理解和认识,自觉、自发、自愿组建。

(二)灵活多样,不拘一格

创建 QCC 不应该有所谓的模板,而应该根据实际问题,灵活地设计小组活动模式。

(三)实事求是,联系实际

由于各个组织的性质、形式及所面临的问题不同,组建 QC 小组时一定要从实际出发。

(四)自上而下,上下结合

"上"是指管理者或者主管质量的部门,"下"是指组织的基层科室、班组和人员。成立 QC 小组时,自上而下是过程,上下结合是基础。

组长对于一个 QC 小组能否进行有效工作,尤为重要。一个小组内组长的产生可以由组内成员投票决定,也可以采用成员轮流担任的方式,在特殊情况下也可以由上级指定。

小组组长的职责包括:组织好有关质量方面的教育;按计划执行小组的活动;进行一些日常管理的工作,等等。同时,其应具备一定的能力和素质。首先,作为组长,应热衷于参与全面质量管理体系的推行,应该爱岗敬业,有较强的事业心与责任心,具有不怕困难、积极努力等优秀品质。其次,组长应有较强的业务能力和专业知识,掌握多种质量管理的方法和工具,有较高的技术水平及操作能力,能得到其他员工的信任。最后,组长应具备较强的组织能力,能将小组成员凝聚在一起,善于激发组员的积极性与创造性,能够动员大家共同努力,最大化提高小组的工作效率。

QCC 活动的成功,对组员的素质也有相应的要求。首先,小组组员应该有责任心、上进心,自发自觉参加 QC 小组。其次,应接受过一定的质量管理的课程教育,了解基本的质量管理方法和工具。再次,应保证能按时参加 QCC 活动,以较好地完成所承担的任务。最后,应善于发现身边存在的质量问题和改进机会,并能提出自己的建议。

二、QCC 活动小组的工作程序

为使 QC 小组能取得最大的成效,组织需要营造出小组活动的适宜氛围,应满足领导者重视、员工认识、质量管理人才培养、规章制度的建立健全等条件。成立 QC 小组后,只有根据预设的目标开展活动,遵循 PDCA 循环,用事实与数据说话,运用科学的管理方法和统计方法,结合专业技术,才能实现预期的目标。

图 17-1 是 QC 小组活动的程序图。按照 PDCA 循环 QC 小组活动可分为四个阶段,每一阶段的具体工作介绍如下:

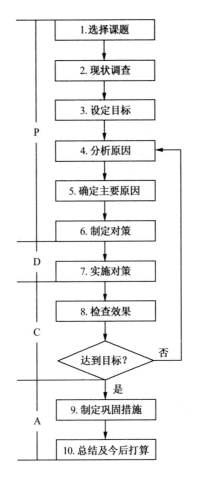

图 17-1 QC 小组活动程序图

(一)选择课题

选择课题,就是要明确改进的目标。课题的来源一般有三种,一是指令性课题,即领导层面或主管部门根据组织存在的问题,通过下指令的方式下达的课题;二是指导性课题,即主管部门根据实际情况公布一些可以选择的课题,小组结合自身条件自愿选择;三是自主性课题。[1]在自选课题时,应注意,选择的课题越小越好,选择能解决具体问题的课题,更容易取得实际的成果。同时,选题的名称应通俗易懂,不应过于抽象,应该直接以目标为题,如"提高……"或"降低……"。此外,应简明扼要地说明选择课题的目的性和必要性,不能漫无目的地说明背景。选题时通常使用调查表、排列图、分层法、头脑风暴法等方法工具。

(二)现状调查

现状调查旨在明确问题的严重程度,是整个活动程序中承上启下的一步。需要注意的是,要以数据为本,做到有理有据,使人信服。同时应注意收集的数据的客观性、准确性,千万不可使用假数据。数据收集完成后,应对数据进行进一步整理分析,发现规律性的东西,这有助于发现解决方法。此外,应注重保证资料的真实性,到现场去采集第一手资料。在现状调查过程中常用分层法、排列图、调查表、直方图、控制图、散布图等方法工具。

(三)设定目标

通过目标设定,可以明确预期问题的解决程度,为检查 QCC 活动的效果提供依据。应注意,设定的目标应该与所要解决的问题相对应,且应设定出具备一定的挑战性的可量化的指标。同时应说明把目标设定在此种程度的依据和可行性。一个课题通常只设定一个目标,最多不超过两个。设定目标的方法有水平对比法、调查表、质量屋等。

(四)分析原因

问题是由多因素组成的,解决问题的第一步就是要理清影响问题的原因。分析原因时要有针对性,透彻地分析问题,尽可能找出所有可能导致问题发生的原因。分析问题时通常使用鱼骨图、关联图和头脑风暴法等。

---

① 参见王临润、汪洋、张相宜等:《品管圈管理在医疗机构中的应用价值》,《医药导报》2012 年第 6 期。

（五）确定主要原因

分析出导致问题发生的原因后，应对原因进行甄别，找出主要原因，为提出对策提供依据。一般按照以下几个步骤来进行：

1. 收集末端因素。

2. 查看末端因素中是否有不可抗拒的因素（无法解决的因素，如自然灾害等）。

3. 对末端因素逐一确认，找出导致问题发生的主要原因。确认时一般要进行现场的验证、测试测量、调查分析等手段，应用调查表、排列图、控制图、假设检验、方差分析、正交试验等方法。

（六）制定对策

制定对策就是针对确定好的主要原因，初步设计制定解决问题的对策与方法。制定对策可分成三步进行：

1. 针对确定的原因，经小组成员讨论确定初步的对策。

2. 分析研究初步对策，确定要采取的对策。

3. 编制对策表，对策表是 QCC 活动的计划，是实施对策的依据。

制定对策常用的方法有对策表、头脑风暴法、矩阵图、正交试验等。

（七）实施对策

实施对策是依据对策表所罗列的改进措施进行改进工作，是 QCC 活动能否成功的关键步骤。在实施过程中，应注意如下事项：

1. 严格按照对策表开展活动。

2. 保持活动的频繁和全员参与。

3. 必要时及时修改对策。

4. 活动过程中及时记录和检查。

实施对策时主要采用过程决策程序图、直方图、矩阵图、正交试验等方法。

（八）检查效果

检查效果就是在对策实施后收集改进数据，验证 QCC 活动所取得的效果。首先应与对策实施之前的情况做对比，如果没有达成预设的目标,就应该重新回到第四步,重新分析原因,然后再往下进行,直至达成目标。最后应计算问题解决后实现的经济效益,这样可以调动员工的积极性,提升士气,增加员工自豪感。这一阶段主要应用的方法有排列图、直方图、控制图、调查表等。

(九)制定巩固措施

制定巩固措施是为了把改善的效果不断保持下去,防止问题再次发生。步骤有:

1. 将对策表中经实践证明的有效措施纳入有关技术文件中。

2. 再次进行现场效果确认。

3. 在取得效果之后的巩固期内做好记录,采集巩固状况的相关数据。

这一阶段应用的方法有流程图、调查表、控制图等。

(十)总结及今后打算

这一阶段是为了把这次活动和工作的经验进行总结,同时对今后的工作提出设想。应总结工作程序、有形及无形成果,并提出下一步打算等。

三、QCC 活动成果的总结和评价

QCC 活动所取得的成果通常包括有形成果和无形成果两种。

有形成果:指可以用物质或价值形式来衡量的,通常可以计算出经济效益的成果。如产品质量的提升、劳动效率的提高、成本的降低及工期的缩短等等。

无形成果:指那些难以用物质或价值形式来衡量的,通常无法计算经济效益的成果。如员工素质的提升、工作方法的改进及工作环境的改善等。

无形成果通常是同有形成果一起产生的,虽然不像有形成果那样可以直接计算出收益,但是对于提高员工工作积极性、培养人才、增强组织的凝聚力等有着不可替代的作用。

对 QC 小组活动成果的评价,就是要跟预设的标准或预期的目标进行对比,衡量工作完成的程度,检查是否存在不完整、不正确之处。评价的目的就是为了肯定工作所取得的成果,总结经验和不足,为以后的工作打下坚实的基础,让质量管理活动持续发展和改善。在评价时,应该遵循的原则有:

1. 从大处着眼,抓主要问题。

2. 用数据说话,保持客观性。

3. 不在专业技术问题上钻牛角尖。

4. 不能仅依据经济效益。

第四节　案例:品管圈在提高时间静脉用药准确性中的应用①

一、应用背景

某院某科为提高时间静脉用药的准确性,决定使用品管圈。其收集该科 2010 年 9 月份的 1308 份用药执行单作为开展前组,12 月份的 1352 份用药执行单作为开展后组,对开展品管圈活动前后的用药执行单进行比较分析。使用的方法如下:

(一)成立 QCC 小组

小组成员共 8 人,圈长由 1 名本科学历的主管护师担任,护士长担任辅导员,圈员则由各个年龄阶段护理人员组成。其中主管护师 1 名,护师 3 名,护士 4 名。确定圈名为"携手圈",并通过头脑风暴确定活动的主题为"提高时间性静脉用药准确率",并将"安全用药,我们的目标"作为此次活动的口号。选题理由为世界卫生组织将安全用药目标定位

---

① 参见王珊、金如燕、沈蔚:《品管圈在提高时间静脉用药准确性中的应用》,《护理学报》2013 年第 1 期。

为患者安全目标之一,护士是药物治疗的主要执行者,工作重复性强。

（二）现况把握

品管圈活动全面展开后,圈员收集了 2010 年 9 月静脉用药 1308 份执行单进行查检。参照医院护理管理实践指南标准:规定每 4 小时给药或给药次数更多时,药物在规定时间前后 0.5 小时内给予;规定每 12 小时给药或给药次数更多时(1 次/6 小时,1 次/8 小时,2 次/日),药物在规定时间前后 1 小时内给予;规定大于 12 小时(如 1 次/18 小时,每天 1 次)给药时,药物在规定时间前后 3 小时内给予。[①②] 查检结果显示:9 月份时间性静脉用药时间不准确共 2212 件,用药时间错误 204 件,用药时间错误中每日 2 次的 196 件,用药 1 次/8 小时的 4 件,用药 1 次/12 小时的 2 件,临时用药 1 件,每日 4 次用药的 1 件。因每日 2 次用药时间不准确占 96.1%,依据品管圈 80/20 的原则(即 80% 的结果是由 20% 的原因造成的),得出最主要的原因是前一项,故此次改善重点为"每日 2 次时间性静脉用药"。

（三）目标值设定

目标值 = 现况值 - 改善值 = 现况值 - (现况值 × 改善重点 × 圈能力)[③],在主题选定时根据得分,该案例的圈能力应为 74%,改善重点即每日 2 次时间性静脉用药比例,故本次活动的目标值 = 196 - (196 × 96.1% × 74%) = 56.77 件/月。

（四）解析

明确目标后,圈员对改善重点项目展开讨论分析,对每日 2 次时间性静脉用药错误原因采用鱼骨图手法从人、环境、机器、材料、其他方面 5 项要素进行分析,选定要因有以下几方面:护理人员缺乏用药安全意识,对时间性用药不够重视;液体多工作量大,责任未到人;未采取留置

---

① 参见王临润、汪洋、张相宜等:《品管圈管理在医疗机构中的应用价值》,《医药导报》2012 年第 6 期。

② 参见董文尧:《质量管理学》,清华大学出版社 2006 年版,第 300~301 页。

③ 参见刘庭芳:《我国医院品管圈活动综述》,《中国医院》2014 年第 7 期。

针输液,患者不合作自行加快输液速度,不愿意每日穿刺2次;用药知识宣教不到位;科室无备药,开药停药频繁;化液室拥挤、无明显时间性用药标识;患者外出检查、手术导致输液执行单数据收集失真。将所有原因进行评分,按80/20原则选定5方面要因:护理人员对时间性用药思想上不够重视;时间性用药未责任到人;时间性用药健康教育不够;反复穿刺给患者带来痛苦;各种原因导致输液执行单数据不准确。

(五)对策实施

针对以上要因,全体圈员通过头脑风暴寻求改善对策,并对每一对策依可行性、经济性、圈能力等指标进行评分,按80/20原则共拟定5个对策进行改善实施。

1. 提高护理人员安全用药意识。护士在临床用药存在的种种安全隐患,很大程度上是由于护士缺乏责任感和自我约束力,而并非技术及业务水平问题。结合医院临床护士给药护理管理规定,进行护士给药的有效管理,安全管理。提高护理人员给药安全意识,尤其是低年资护士,严格规范给药,确保药物疗效。在配液室醒目位置粘贴携手圈的标识及口号,在胸牌上粘贴携手圈圈徽,提醒大家安全用药的重要性,同时也提醒自己是品管圈的一员,正确履行圈员的职责和义务。

2. 增加人力,合理排班。针对液体多工作量大的情况,在和辅导员商议后初期增加注射班,专门负责白天时间性静脉用药。实行小组责任制,将时间性静脉用药责任到人,在提高患者满意度的同时提高用药时间的准确性。

3. 配液室增加明显标识。为了使大家对时间性静脉用药一目了然,在配液室醒目位置增设3个时间性用药框,制作携手圈提醒标识,分别为16:00、20:00、24:00用药。

4. 加强用药健康教育,采用留置针输液。患者对输液知识一知半解,随意调节滴速,要求把下午抗菌药物连续输完。在用药全过程加强对患者用药相关知识的宣教,告知时间性用药的重要性,勿随意调节滴速,遵守用药时间,确保药物疗效。为减少反复穿刺给患者带来的痛苦,结合卫生部钢针零容忍的表态,对时间性用药的患者采取留置针输液,如患者不愿留置,在每日 2 次时间性静脉用药中间的隔瓶上用红笔注明"慢"字(病情允许),同时对患者做好解释工作,取得配合。

5. 执行单注明用药不规范的原因。对各种导致时间性静脉用药不规范的因素予以注明。如患者外出检查、手术、当日新开药、输血、抢救等。

二、结果

开展品管圈活动以来,圈员们带动全科人员积极参与活动,使大家学会在工作中自己发现问题,用科学的方法分析问题、解决问题,不仅解决问题的能力和自觉性有了很大的提高,而且个人的价值也得到了发挥与体现,团队的凝聚力、和谐程度、患者的满意度也有了明显提升。开展 QCC 活动结束前收集了 2010 年 12 月 1 日至 31 日 1 个月的执行单进行查检,发现时间性用药不规范由平均 204 件/月下降到了 36 件/月。

第十八章 六西格玛

Six Sigm

第一节 定义、产生及发展

σ(中文译为"西格玛")是一个希腊字母,在统计学中用来表示正态数据的离散程度。在质量管理领域,用来表示质量控制水平,如果表现为3σ水平,那么说明产品的合格率为99.8%,若能提高到6σ水平,则产品不合格率能下降至百万分之三点四。因此,六西格玛管理就是要通过减少质量波动,不断创新,达到或者逼近6σ水平,实现"零缺陷",大幅度降低质量成本,提升经济效益,实现企业竞争力的突破。[①]

20个世纪80年代,由于经营不善,摩托罗拉公司被迫将其电视机业务卖给了松下,之后又在日本竞争者面前失去了音响业务。随后,手机业务也开始下滑。摩托罗拉很快发现,松下公司对收购来的电视机企业仅进行适度的技术改造,通过应用戴明的质量管理理论,就将制造过程的缺陷率从15%减少到4%,这使摩托罗拉公司深刻反思自己与日本竞争对手之间的巨大差距,提出在未来5年要把过程性能的指标改进10倍,并开始授权员工用适当的工具来改进质量。1986年,摩托罗拉工程师比尔·史密斯提出旨在减少产品缺陷的6σ(六西格玛)(每百万产

---

① 马义中、汪建均:《质量管理学》,机械工业出版社2012年版,第203页。

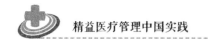

品有 3.4 个缺陷)的内部质量报告。

比尔的实践引起了摩托罗拉公司当时的总裁鲍博·盖尔文的关注。在盖尔文的支持下摩托罗拉的各个部门开始实施六西格玛改进产品质量,并在实践中不断地完善。采用六西格玛方法进行质量管理后,该公司生产率平均每年提高 12.3%,由于质量缺陷导致的费用消耗减少了84%,运作过程中的失误率降低 99.7%,摩托罗拉公司因此取得了巨大成功,于 1998 年获得美国波多里奇国家质量管理奖。1992 年,联合信号公司引入六西格玛管理,提出"不但要给人们提出目标,还要提供合适的工具和方法"。通过应用六西格玛管理,联合信号公司改变了经营与运作方式,极大地改善了公司的业绩。其利润从 1991 年的 3.42 亿美元增长到 1997 年的 11.7 亿美元,公司的股价也增长了 8 倍。[①]

上世纪 90 年代后期,通用电气(GE)首席执行官(CEO)杰克·韦尔奇在公司全面推行六西格玛模式并取得了惊人业绩,六西格玛管理的影响进一步扩大。通用电气公司于 1995 年引进六西格玛管理模式后所产生的效益每年呈加速递增,1997～1999 年每年节约的成本分别为 3 亿美元、7.5 亿美元及 15 亿美元;其 1996～2000 年应用六西格玛的收益为30 亿美元,到 2001 年则超过 50 亿美元。其利润率从 1995 年的 13.6%上升到了 1999 年的 16.7%。其绿带占员工人数的 98%,黑带占员工人数的 3.5%。六西格玛被杰克·韦尔奇认为是公司历史上最重要、最有价值、最盈利的事业。其目标是成为一个六西格玛公司,这将意味着公司的产品、服务、交易零缺陷。[②]

---

① 参见于洪彬:《六西格玛管理在我国制造企业中的应用研究》,河海大学硕士学位论文,2007 年。

② 参见周延虎:《精益六西格玛集成应用的若干问题研究》,天津大学博士学位论文,2007 年。

第二节 六西格玛的主要内容、特点、意义及作用

一、主要内容

发展到今天,六西格玛管理已经成为一种基于统计学知识、技术的流程和产品质量的改进方法,并成为组织追求更高的管理水平的一种理念。[①] 六西格玛管理基于提高顾客满意度和降低企业成本,认为企业应从运营管理的角度出发,从客户的角度反思企业存在的问题,通过应用科学的方法,在企业所有领域都追求"零缺陷"。六西格玛管理包括以下内容:

1. 六西格玛是一种更具挑战性向更高管理水平发展的愿望与目标。

2. 六西格玛管理是一种系统管理的哲学思想。

3. 六西格玛管理是一种团队精神支持的质量经营战略。

4. 六西格玛管理有丰富的工具支撑。

5. 六西格玛是实现顾客和企业双赢的途径。

二、特点

(一)以顾客为关注焦点

六西格玛管理的核心是以顾客为中心,围绕顾客需求进行。其出发点是基于研究企业最重要的顾客、顾客最需要的产品和顾客最关心的东西。投资于顾客并不需要的优良性能会造成产品成本的上升和性能的浪费。六西格玛管理就是要根据顾客的需求来确定改进项目,将重点放在顾客最关心且对企业影响最大的方面。

(二)通过提高顾客满意度和降低资源成本来提升业绩

总体来说,六西格玛管理有两个目标:一是提高顾客满意度,以有效

---

① 参见荣毅超、张璐:《六西格玛管理理论及实践案例集》,科学出版社 2009 年版,第 45～50 页。

开拓市场、占领市场、提高效益；二是降低资源成本，特别是不良质量成本，增加企业收益。实施六西格玛管理往往可以给企业带来显著的业绩提升。

（三）以数据和事实为基础

六西格玛管理方法重视数据，以数据为决策依据。通过定义"机会"与"缺陷"计算 DPMO（百万机会缺陷数），不仅能测评产品质量，还能评价本来难以测评的工作质量、过程质量。通过广泛使用各种统计工具，六西格玛管理还让管理变得更加科学。

（四）以项目为驱动

六西格玛管理通常把项目作为实施单元，以"黑带"为负责人，带领"绿带"来组建项目团队，通过实施改善项目来提高质量。

（五）实现产品质量突破性改进

产品质量突破性改进是六西格玛管理的一个显著特点。通过实施六西格玛项目，能显著提高产品质量，再造流程，能收获良好的经济效益。

（六）遵循 DMAIC 改进方法

六西格玛管理方法体系中，DMAIC 改进方法是一套全面系统地发现、分析、解决问题的方法和步骤。具体为：D（Define）定义阶段、M（Measure）测量阶段、A（Analysis）分析阶段、I（Improve）改善阶段、C（Control）控制阶段。

（七）强调建设管理团队

六西格玛管理强调构建一个优秀的管理团队，包括高层领导、倡导者、资深黑带、黑带、绿带，他们将作为项目的管理者和执行者。

（八）提倡团队合作

六西格玛管理要求解决问题应靠项目团队来完成，强调通过合理分工合作，实现 1 + 1 > 2 的效果。

（九）培育无疆界思想

在传统组织中，各部门往往各自为战，跨部门的问题很难解决。六西格玛管理提供了大量需部门间通力合作的工具,可以帮助组织打破部门间的壁垒,实现协调一致的行动方案。

三、意义及作用

六西格玛管理起源于统计学,包括了统计学意义及管理学意义。[①]

六西格玛的统计学意义在于,σ 是对产品、服务或工作质量的一种统计度量,既可以用来度量产品、服务或工作过程中出现不良的可能性,又可以用来描述产品、服务或者工作的质量水平。从统计学的意义看,六西格玛是一个可测量的质量目标,但对于企业而言,仅有目标是不够的,实现目标的途径和方法是企业更关心的。六西格玛管理还有丰富的管理内涵。

六西格玛管理的核心在于追求实现最高的顾客满意度和最低的资源成本,顾客和企业同时满意应该是实施六西格玛管理的预期结果。从顾客角度,应该能以最能接受的价格获得最满意的产品或服务,从企业角度,可通过再造流程,提升效率,缩短生产周期,尽可能降低成本,以实现尽可能多的利润。

第三节 使用方法与步骤

在实施六西格玛项目的过程中,应该重点关注以下方面:

一、项目团队的组建

组织实施六西格玛管理的首要任务是创建一个致力于进行流程再造的团队,并明确每个人在团队中所扮演的角色和承担的任务。[②] 一个

---

① 参见董文尧:《质量管理学》,清华大学出版社 2006 年版,第 407 页。

② 参见赵小松、于岱暖、常陈英:《精益六西格玛的医院管理改进实证研究》,《工业工程与管理》2010 年第 4 期。

完整的六西格玛团队由高层领导、倡导者、资深黑带、黑带、绿带等组成，不同的岗位具有不同的职责。

高层领导：高层领导是成功推行六西格玛管理的必不可少的因素。每一个成功的六西格玛项目背后都离不开高层领导对于项目的认可、支持和领导。

倡导者：六西格玛管理项目主要由倡导者推动和发起，其工作主要为对项目进行战略部署、确定项目目标、分配资源、控制项目进度，并对项目结果负责。

资深黑带：一般是六西格玛领域的专家，能灵活运用六西格玛工具，通常负责整个六西格玛项目的管理工作。

黑带：六西格玛管理中最重要的角色，是六西格玛项目中的技术骨干和核心力量。

绿带：通常是黑带项目团队的成员，有一定的六西格玛知识但是内容涉及层次较低，主要职责是把六西格玛概念以及工具应用在日常工作中。绿带通常人数最多，也是最基本的力量。

二、项目的计划与实施

计划是项目实施的必要条件，可以提供项目活动的日程及资源配置。在选定项目之后，就应编制项目计划。随着六西格玛项目的实施，还应根据项目进展及时更新计划，使计划与最终目标保持一致。制定计划时，可运用头脑风暴法，提出意见，充分交流，避免问题的发生，最终使全体团队成员达成一致。在项目实施中，各种会议和交流是项目负责人与相关部门沟通的非常重要的形式。此外，还需要详细规定对状态的报告，明确报告的提交对象及各部门需要获得的信息。

组织推行六西格玛管理过程，可分为导入期、加速期、成长期和成熟期四个阶段，这个过程往往持续 4~5 年甚至更长时间。每个阶段的实施往往会遇到三种阻力，即技术阻力（对新方法的怀疑、技术能力不足等）、管理阻力（部门之间交流壁垒、激励机制和资源匮乏等）和文化阻力(观念不认同,靠经验或感觉进行决策、缺乏变革动力等)。当这些阻力的合力超过推进改进的力量时,六西格玛管理的推进就会出现倒退、甚至"夭折"。相反,如能克服这些阻力,随着时间的推移,六西格玛管理的作用会越来越明显,组织可获得更多的效益。

(一)导入期

导入期又可分为起步、培训与改进实践、坚持不懈与获得成功等阶段。

起步阶段。当组织决定实施六西格玛管理,会打破组织的现状。这个阶段,组织高层领导应坚定支持六西格玛管理,并成为六西格玛管理的信仰者。作为六西格玛管理倡导者,组织高层中的成员负责制定实施六西格玛管理的规划和战略目标,并配备必要的资源,拟定首批项目和黑带或绿带学员及初期投入的财务预算。

培训与改进实践阶段。六西格玛管理的培训与项目的实践是融为一体的。有些组织是先培训一批黑带学员,再由他们负责培训绿带学员;有些组织则先从培养绿带学员和选择绿带项目开始导入六西格玛。

坚持不懈与获得成功阶段。六西格玛培训和实施项目是交叉并行、边培训边实践的。完成首批黑带培训或绿带培训后,也许有项目已经完成,有项目正在进行。在这个阶段,只要坚持下去,就能获得成功的结果。如果初期投入不是太大,往往都能在一年内收回所有投资并获得一定回报。

当高层领导还未对全面实施六西格玛管理作出承诺时,组织不可能采用上述全面导入的方式。这时,通常选择在一些部门、区域或产品上小范围推行,为将来的全面开展积累经验,并作出示范,用成果说服其他人。这种方式的特点是容易起步,仅需要有限的管理层关注,所需投入的资源也较少,因而风险也小,但由于缺乏高层领导的支持,很难持久地进行下去。这只能作为将六西格玛管理引入组织的一种方式,只有及时在全组织范围内展开,才能取得长期的成功。

（二）加速期

第一年导入期的成功之日，也正是新的转折之时。经过第一轮项目的开展，组织获得了初步的成果，有热情并愿意参与的人越来越多，一些旁观其至反对者也开始转变原有观念，这正是一个关键的时间点。如果没有对下一步实施的正确部署，六西格玛管理就会成为一个短期的流行而走向失败。而且一旦热情冷却，就犹如一锅"夹生饭"，今后要再次"蒸熟"的难度就会非常大。在这一转折点上应当引入"加速实施过程"，使六西格玛管理从"实验性"实施向组织的一项长期管理活动过渡。要实现这一转折，组织应当：

制定实施六西格玛管理的财务预算、核算和审计方法，使财务人员介入六西格玛活动。建立项目成果发表、分享、认可和奖励制度，激励六西格玛项目团队。

加大培训力度，形成六西格玛倡导者、资深黑带、黑带、绿带这一关键群体，传递六西格玛领导力，促进六西格玛管理在组织的广泛实施。

建立包括六西格玛组织结构、项目选择、立项、跟踪和总结的全过程管理程序和制度。

（三）成长期

对一个导入了六西格玛管理并成功地实施了约两年的组织，仍然会出现六西格玛管理"断流"的趋势。多数实施六西格玛管理的组织都会遇到这样的局面，其中最重要的原因是经营环境在不断变化，新技术、新方法和新政策等不断出现。为了实现可持续发展，需要不断地将六西格玛工作拓展到组织工作的各个方面，包括用六西格玛管理促进新技术的应用、促进创新和新市场的拓展。要在这一点上成功实现转变，组织必须完善六西格玛管理的组织结构，强化最高管理层对六西格玛的系统管理、定期评审，并使已完成（关闭）的项目持续产生效益。

组织需要拓展六西格玛管理的实施领域，如加大六西格玛管理方法在非制造领域的应用，用六西格玛设计促进创新和研发，将六西格玛管理沿供应链向供应商以及客户方向延伸等。

组织应进一步完善六西格玛培训体系,扩大培训范围,提高黑带、绿带占员工总数的比例。将组织战略规划、部署和经营过程与六西格玛管理相结合,加强六西格玛管理与顾客要求和市场发展趋势的结合。

(四)成熟期

这是最后一个、也是最困难的转折阶段。将六西格玛管理的理念嵌入组织,使其成为组织员工的一种工作和思维方式,这很难用时间表来预计其实现时间。前几个阶段的努力实际上都是在为这一阶段打基础。这个转折阶段的关键是有效地整合、集成六西格玛管理与组织其他管理活动,进一步强化经营管理过程,建立完善的绩效改进体系,强化人们理念与行为方式的改变。要实现这一转折,组织应当:

使六西格玛价值观与公司的使命、愿景和核心价值观高度融合,强化人们观念和行为方式的改变。

将六西格玛管理与组织其他管理战略、管理体系和改进方法相整合,建立高度整合的全面质量管理或卓越绩效管理体系,高度整合的连续改进、创新和知识分享体系。使六西格玛管理成为组织日常工作的一部分。

第四节　案例:应用六西格玛管理方法缩短门诊患者摄片等候时间[①]

一、项目内容

(一)定义阶段

本项目的定义为缩短门诊患者摄片的等候时间,提高患者对放射科医疗服务质量的满意度。

(二)测量阶段

首先,要测量拍片的等待时间。

_____

① 参见郑淑梅、高波、王秀兰等:《应用六西格玛管理方法缩短门诊患者摄片等候时间》,《中华护理杂志》2010年第4期。

对数据收集人员进行统一培训,分时段随机选择 100 例拍片患者,测量患者的总等待时间,以及:①患者取号时间(Y1),即从患者到达放射科登记窗口至患者登记完毕所需时间;②患者拍片时间(Y2),即从患者到达拍片室至完成拍片所需时间;③出片时间(Y3),即从技术员制片至胶片打出所需时间;④阅片时间(Y4),即从胶片送到阅片医生室至医生写完报告所需时间;⑤发片时间(Y5),即从阅片完毕至报告发放到患者处所需时间。

其次,要明确拍片流程质量的关键点。

在收集等候时间数据的同时,还通过问卷调查了解 100 例患者对等候时间的期望值。得出患者可接受的等候时间(从患者到达放射科登记窗口至取到片子和报告)为小于等于 60 分钟,并将此作为减少患者等候时间的参考标准值,即六西格玛质量的关键点。

(三)分析阶段

首先要分析拍片人数比例分布。通过对每天不同时间段拍片人数的比例分布分析,发现拍片患者主要集中在星期一至星期五的 3 个时间段,即 9:00 ~ 10:00、10:00 ~ 11:00、11:00 ~ 12:00。

然后,分析患者对拍片等待时间的不满意率。在收集拍片等候时间数据的同时,通过问卷调查了解 100 例患者对拍片等候时间的不满意率,不满意率达 26%。使用 Minitab 软件对收集的数据进行统计学分析,计算出 100 例患者拍片等待总时间的 Z 值和过程能力指数(C_{pk}),Z 值仅为 -0.18,C_{pk} 为 -0.06,从统计学数据看,可提高的空间很大。

最后找出 7 项影响拍片等候时间的关键因素。包括:①部分患者过早到达;②患者登记窗口秩序混乱;③登记护士素质;④患者拍片配合情况;⑤拍片技师技术熟练程度;⑥阅片医生的素质;⑦拍片高峰期遇到特殊患者,如急诊患者。

(四)改进阶段

在这一阶段,根据调查和分析的结果,针对影响等候时间的关键因素进行如下改进:①重点缩短 9:00 ~ 12:00 时间段的等候时间;②通过事先与病房联系,预约检查患者,将病房患者检查高峰期提前或错后,避免与门诊患者发生冲突;③对于患者较多的每周前两天,安排工作人员在登记窗口维持排队秩序;④负责发放报告的护士协助负责登记护士进行工作;⑤患者拍片高峰期,胸片拍照室增加 1 名摆位技师;⑥培训进修医生和实习医生完成部分报告的书写工作,以保证在规定时间内发出报告;⑦明确放射科各岗位职责及奖惩措施,提高工作效率。

(五)控制阶段

在该阶段,在实施上述改进措施的基础上,通过制定控制措施,如科室制定相关的规章及奖惩制度,并与个人年度考核挂钩,门诊部进行定期及不定期检查等,使改进效果能稳定保持。

二、结果与评价

(一)结果

实施改进措施后,连续 3 个月保持了稳定效果,随机抽取 100 例门诊拍片患者进行第 2 次数据采集,平均等待时间从 83.1 分钟降至 57.9 分钟,缩短了 25.2 分钟,改进后等待时间明显短于改进前($p < 0.05$),Z 值上升到 2.90,C_{pk} 上升到 0.45,改进前后差异有统计学意义($p < 0.01$),改进后患者对摄片等待时间的不满意率由改进前的 26% 降至 8%。

(二)项目收益

通过本项目的实施,减少了患者拍片的无效等待时间,提高了患者满意率与医疗服务质量;提升了放射科工作人员的工作效率,缓解了护士和技师人手紧张的问题;在现有资源下,能为更多拍片患者提供服务,适应了患者量增加的需求,取得了良好的社会效益与经济效益。

第十九章　DMAIC 模型

DMAIC

第一节　定义、产生及发展

DMAIC 模型是六西格玛管理的方法论。DMAIC 是指界定（Define）、测量（Measure）、分析（Analyze）、改进（Improve）、控制（Control）五个阶段构成的流程改进方法。[①]

20 世纪 90 年代世界许多著名公司开始了六西格玛管理实践。各个企业实施六西格玛的操作方法是不完全一样的。比如六西格玛的创立者摩托罗拉公司的六步法。但这些实施方法其实大同小异，其目标是一致的，也就是实现六西格玛质量水准，使顾客完全满意。

通用电气公司对众多公司实施六西格玛的经验进行了总结，提出了实施六西格玛的 DMAIC 模型。DMAIC 模型现在已得到广泛认可，被认为是六西格玛实践更具操作性的模式。

---

① 参见马义中、汪建均：《质量管理学》，机械工业出版社 2012 年版，第 213～217 页。

第二节 DMAIC 的主要内容、特点及作用

一、主要内容

六西格玛管理思想包括六西格玛改进(DMAIC)和六西格玛设计,前者是实施六西格玛项目的最主要方法。[①] DMAIC 是在 PDCA(计划、执行、检查、处理)循环理论的基础上形成的质量改进方法。它通过界定(D)六西格玛项目以及对现行系统的测量(M)和统计分析(A),进而采取有效的改进(I)措施和控制(C)手段,以保证所改进的项目达到六西格玛的质量绩效水平,即在体系或流程的关键性价值点上,实现不高于百万分之 3.4 的缺陷率。

DMAIC 一般用于对包括制造流程、服务流程和工作流程等在内的现有流程的改进。DMAIC 模式从调查顾客的需求开始,通过了解顾客的需求及所关心的问题,确定需要研究的关键产品的质量特性(即关键输出变量 y,又叫结果变量、响应变量),对该变量进行测量从而明确改进后的质量目标。确定目标后,找出整个流程中对产品关键特性的影响因素,再明确关键的过程特性(即关键点输入变量 x,又叫原因变量或自变量)。基于上述分析,建立 y 和 x 的函数关系 $y = f(x)$,通过改善提升 x 使 y 得到优化,然后将统计解决方案转化为可执行的方案,最后进行持续的控制和改进,巩固并保持优化结果。

二、特点

与传统的管理方法过程对比,DMAIC 方法有以下优势[②]:

---

① 参见荣毅超、张璐:《六西格玛管理理论及实践案例集》,科学出版社 2009 年版,第 47 ~ 48 页。

② 参见董文尧:《质量管理学》,清华大学出版社 2006 年版,第 422 ~ 433 页。

1.测量问题。在 DMAIC 实施的过程中,强调用数据说话,而不是假设问题是什么。

2.以顾客为关注焦点。DMAIC 的立足点是顾客,组织应了解内外部顾客的真正需求,并根据需求实施目的明确的重点改善。

3.辨识问题根源。传统意义上的改进通常依靠经验或零散数据来发现问题根源,而 DMAIC 模式则需要收集大量的数据来探求问题原因,并用更科学合理的方法来解决问题。

4.打破旧习惯。应用 DMAIC 解决问题可以期待得到一个颠覆性的改变以及流程再造的方案,而不仅是对原有流程的些许调整。

5.风险管理。应用 DMAIC 方法不仅可以帮助解决现有流程的缺陷,更可以通过对流程的深入分析,减少包括客户和组织的双边风险在内的流程变动的风险。

6.测量结果。DMAIC 实施后的可测量的结果可以给项目相关人员提供真正的帮助。

7.持续变革。如果没有持续的变革动力,即使是 DMAIC 方法作出的改进,也难以保持,DMAIC 持续循环的过程可以帮助组织不断创新,开展更多维度的六西格玛项目。

三、作用

六西格玛管理的实施过程中,DMAIC 五个阶段是持续循环,呈螺旋式上升的。每一次循环都会进一步地改善流程的质量。[①] DMAIC 强调以客户(内部或外部)为关注焦点,并在持续改进的过程中,将顾客满意与组织的目标紧密结合在一起。它强调用数据的方式来说明产品或流程的质量和组织业绩,并充分运用定量分析和统计技术,进行科学管理,将依靠经验分析、解决问题的传统思维模式转变改为针对流程用数据来

---

① 参见于洪彬:《六西格玛管理在我国制造企业中的应用研究》,河海大学硕士学位论文,2007 年。

说明一切,通过减少流程中的不稳定因素来实现提高质量、降低成本、缩短生产周期的目的,并追求持续改进与优化。

第三节　使用方法与步骤

DMAIC 是过程改进活动的 5 个阶段——界定(Define)、测量(Measure)、分析(Analyze)、改进(Improve)、控制(Control)的总称。DMAIC 的使用方法及步骤如下:

一、界定阶段

界定阶段的主要任务是确定顾客的关键需求并识别需要改进的产品和过程,并将改进项目界定在合理范围内。该阶段的主要工作内容包括:确定具体改进项目、项目目标和范围;组成项目团队、制定团队宪章;确定关键质量特性(CTQ)/关键过程(CTP),并估算项目达成后的预期收益,最终以项目特许任务书作为最终成果呈现。

有意义的(Meaningful)、可管理的(Manageable)、可测量的(Measurable)是项目选择要遵循的三项原则。界定项目范围时,通常使用宏观流程图(SIPOC 图)来进行分析,分别代表供应商(Supplier)、输入(Input)、过程(Process)、输出(Output)和顾客(Customer)。通过在 SIPOC 图上加上过程输入和过程输出的基本要求可帮助团队界定过程的范围及其关键因素等。

项目特许任务书是界定阶段的最终成果,其内容包括项目推行的背景和目标、团队成员、项目范围、日程安排等。项目特许任务书由倡导者起草,经过与项目团队成员讨论并达成共识后,以书面报告形式保留下来,随着项目的不断推进及相关知识的积累,可对项目特许任务书进行修改。

项目特许任务书中对于项目目标的描述需遵循"SMART"原则,即具体(Specific)、可测量(Measurable)、可实现(Attainable)、相关(Rele-

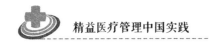

vant）、时间限制（Time-limited）。

二、测量阶段

完成项目特许任务书的制定后，就进入为掌握现阶段的水平和实际情况而开展的测量阶段，测量阶段主要进行数据的收集和分析。收集的数据包括两大类：显示关键质量特性满足程度的因变量 y 及显示对结果产生影响的自变量 x。二者之间的关系可以用函数 $y = f(x_1, x_2, x_3, \cdots, x_n)$ 表示。在测量阶段，为了解顾客对关键质量特性的满足程度，重点测量因变量 y 的值，称为基线或准线。

测量阶段围绕一系列的数据进行，要获取符合要求的数据，必须对测量对象、测量方法、数据的操作性定义、测量的精确度等问题进行细致的检查；为确保数据的可靠、准确，要对测量系统进行系统而全面的分析。

使用数据确定质量水平时，对收集到的离散型数据，需通过对原始数据的分析，统计未达到顾客需求的缺陷数量，从而将其转化为 DPMO，进一步推算出西格玛的质量水平；对收集到的连续性数据，则可采用过程能力指数 C_p、C_{pk} 来确定西格玛质量水平。

测量阶段的主要工作是以顾客的关键需求、组织的战略目标或关键绩效度量指标为依据，通过对当前过程的评测，确定影响过程输出 y 的输入 x，验证系统的有效性，分析过程的当前绩效水平，并确定过程基准。

三、分析阶段

分析阶段过程中，首先应该确定影响关键质量因素的结果变量 y 的原因变量 x，并筛选出影响程度相对较大的核心因素。分析阶段是整个DMAIC 过程中最难预测出来的。问题与数据的特点很大程度上决定了六西格玛项目团队使用的方法，为了找出问题的根本原因，需要确定波动根源和导致顾客不满的潜在失效模式。通常需要使用假设检验、相关性分析或回归分析等统计方法来确认问题发生的根本原因,通过严密的分析找到应重点管理的 x,并以此为基础来寻找下一阶段的改进方案。

四、改进阶段

此阶段是消除问题产生原因、找出实施方法以求改进流程的关键阶段。为了找到最佳的改进方案,可以使用试验设计、观点构思、发明问题解决理论、水平比较等各种方法来摸索。在找出多种解决办法后,应该选择出效果最佳、效率最高的改进方案。

改进方案确定后,应先在小范围内试验出效果后,找出方案的不足,然后再逐渐扩大方案的使用范围,最终应用到整个系统。总之,改进阶段的工作就是为了找到一个最优的解决方案,优化输出结果,减少 x 对 y 的波动,把方法的缺陷降到最低。改进阶段结束后,就进入了维持改进成果的控制阶段。

五、控制阶段

控制阶段是项目团队保持改进成果的关键一步,改进阶段完成后应通过这一阶段持续监控过程的实施。该阶段的主要工作包括:(1)制订控制计划。通过制定规范的程序性文件来固化改进成果。(2)实施过程控制系统。对结果变量 y 和关键的因变量 x 进行持续监控,并通过监控保持过程改进的成果,寻求进一步提升效果的方法。(3)过程整合,应该有针对性地思考和规划在更大范围内的业务运营和过程中实施解决方案所必需的工作,将解决方案融入到现有的质量管理体系中。

第四节 案例:基于 DMAIC 模型的消化内镜手工清洗质量改进研究[①]

一、案例背景

随着医学的发展及科技进步,内镜技术已成为消化系统疾病诊治的必不可少的手段。内镜是一种侵入体腔的器械,由于精密度高、结构复杂和材质特殊等特点,导致其不容易清洗,成为医院感染潜在的重要影响因素之一。经内镜传染的病原体,如乙型肝炎病毒、丙型肝炎病毒及人类免疫缺陷病毒、幽门螺杆菌,特别是幽门螺杆菌的交叉感染,已成为医学界、患者及舆论关注的热门话题。如何落实国家有关管理规范、制定评价标准、对各项指标进行检查、评价、反馈,使消化内镜室的医院感染管理实现持续改进和稳步提高护理质量已成为护理管理者探索的新课题。

二、DMAIC 模型实施过程

(一)对象与时间

某三级甲等医院的消化内镜中心,时间为 2014 年 11 月～2015 年11 月。

(二)组建团队

确立团队核心人员及职责。由护士长任组长,全面负责项目的策划和推动;科主任作为顾问,主要提供医护协作方面的支持;科内其他医护人员均为团队成员,负责各项措施的落实。

(三)界定阶段

根据 2004 版《内镜清洗消毒技术操作规范》的内容,对消化内镜手

---

① 参见王秋蓉、杨娟、董伟琼等:《基于 DMAIC 模型的消化内镜手工清洗质量改进研究》,《中国医疗设备》2017 年第 7 期。

工清洗的质量定义为:完善的内镜清洗消毒设施,合理的人力资源配置,执行规范的内镜清洗消毒技术操作,精细的清洗消毒信息管理,合格的内镜生物学检测。

(四)测量阶段

采用现场随机观察的方法,由 2~3 名经过统一培训并取得内镜清洗合格证的高年资护士到现场调查以下内容:(1)清洗人员清洗内镜的过程;(2)人力配置;(3)设备与病员数;(4)工作人员防护措施是否规范;(5)内镜清洗消毒记录是否正确完整;(6)生物学检测合格率情况;(7)环境是否符合院感要求;(8)是否有清洗人员培训记录;(9)质量控制与改进记录。其中以生物学检测合格率、清洗消毒步骤(测漏、初洗、酶洗、漂洗、消毒、终末漂洗、吹干)正确率为统计数据来源。

(五)分析阶段

根据调查结果确定影响手工清洗内镜主要存在以下问题:(1)清洗人员操作不规范;(2)防护工作不到位;(3)内镜清洗基础设施不全,环境差,房屋设计不合理;(4)清洗人员流动性大;(5)质量控制工作不到位。

团队成员采用鱼骨图方法对存在的问题进行了分析讨论,找出手工清洗内镜存在的诸多问题的根本原因:(1)"人":人力成本高,护士人数不足,很多有证的护士没有参与内镜的清洗,大多清洗人员为临聘人员,以 45~55 岁中老年人为主,文化水平低,一般为小学文化,缺乏对内镜清洗消毒重要性的认识,对清洗相关的理论知识与操作重点与难点不了解,难以在工作中执行,对医院感染的严重性认识不到位,缺乏自我防护意识;由于工资低,经常加班,清洗人员离职率高,对内镜清洗消毒工作带来很大影响。(2)"机":设备数不足,与就诊病员数不匹配,清洗设备落后。(3)"料":防护用具为橡胶围裙,厚重,护目镜夹鼻夹耳,人体佩戴舒适度低。(4)"法":制度不完善,或虽有制度,由于工作量大,不能得到严格执行,无专人进行质量控制与清洗工人的培训工作,记录信息采用手工记录,登记表格设计不合理。(5)"环":内镜室设计不合理,不靠窗户,无通风设备,无过滤的洁净高压空气装置。

(六)改进阶段

根据原因分析的结果,团队集体讨论制定了内镜手工清洗消毒质量主要问题的改进措施并予以实施:

1.增加清洗人员,合理排班,争取提高待遇,让工作人员满意,降低离职率。由于清洗人员的文化水平低,理解力有限,将"规范"中内镜清洗消毒技术标准的流程图上墙,并将流程制作成简单易懂的课件,反复对清洗人员进行培训;在清洗槽内画线,再把配制清洗剂的比例写在明显处,以方便执行标准。

2.向院部申报,购买内镜,使内镜数与病员数相匹配。在新增设备没购买进来前,根据科室已有内镜数、清洗消毒时间、医生检查时间来合理预约病员数,避免人为缩短内镜洗消时间和医生检查时间,造成交叉感染和漏诊等严重不良事件的发生。

3.联系后勤部门,购买一次性塑料防水围裙、防水防滑拖鞋和一次性防雾防溅面罩,增加人体佩戴防护用品舒适度,督导清洗人员工作时做好职业防护。

4.根据"规范"要求,设计正确的信息登记本并详细登记。指定一名具有内镜清洗消毒资质的高年资责任护士,对清洗人员清洗消毒内镜进行全程质量控制,及时发现错误行为,给予指出并纠正,以保障内镜清洗消毒质量;按"规范"要求正确地做好内镜生物学检测工作,并根据生物学检测结果改进工作。

5.向分管院领导申报,与后勤部门、设备科一起,共同研究环境改善方案,安装排风系统与洁净高压空气装置。

(七)控制阶段

为了保证各项"规范"要求的认真落实,在实施改进措施的基础上,制定控制标准,发挥团队的优势,使质量控制工作发挥作用。具体措施为:

1.建立科室质控小组,构建护士长—责任组长—质控员三级质控体系,根据"规范"制定质量控制检查标准。

2.定期对内镜清洗消毒质量及"规范"要求进行质控检查、生物学检测。做到规范操作常态化、自觉化,对质控中出现的新问题,质控小组再次进行原因分析,找到改进对策,及时正确填写各类信息登记本,并将此项工作列入日常质控项目中。

3.加强对清洗人员的专业知识技能与素养的培训,如内镜清洗消毒技术、院感知识、职业防护、手卫生等。

4.科室制定奖惩制度,提高工作人员责任心与执行力。

三、实施结果

根据卫生部印发的2004版《内镜清洗消毒技术操作规范》要求,软式内镜消毒后的内镜合格标准为:细菌总数要小于20cfu/件,不能检出致病菌。医院感染管理办和市卫生疾病控制中心定期对内镜中心清洗消毒后的内镜进行生物学检测。结果显示,改进后内镜生物学检测合格率、清洗操作规范率、防护措施落实率等高于改进前,具有统计学意义($p < 0.05$)。清洗消毒记录完整率也高于改进前,具有临床意义,但无统计学意义。

参考文献

一、中文参考文献

（一）著作

蔡啟明,张庆,庄品,谢乃明.工业工程导论[M].北京:电子工业出版社,2015.

董文尧.质量管理学(第1版)[M].北京:清华大学出版社,2006.

何桢.六西格玛管理[M].北京:中国人民大学出版社,2014.

侯章良,王波编.金牌班组长速成手册[M].广州:广东经济出版社,2009.

华通咨询.改善永无止境[M].北京:清华大学出版社,2012.

金志涛,姚鸿健.现代企业领导艺术[M].北京:中国展望出版社,1987.

李庆远.做最好的生产主管[M].广州:广东旅游出版社,2015.

马义中,汪建均.质量管理学[M].北京:机械工业出版社,2012.

荣毅超,张璐.六西格玛管理理论及实践案例集[M].科学出版社,2009.

孙世峻.高效人士的五堂课[M].北京:北京工业大学出版社,2012.

王丽亚,陈友玲,马汉武,等.生产计划与控制[M].北京:清华大学出版社,2007.

温德成.质量管理学[M].北京:机械工业出版社,2013.

吴爱华.生产计划与控制[M].北京:机械工业出版社,2013.

徐盛华,林业霖编著.现代企业管理学(第3版)[M].清华大学出版社,2016.

(美)马克·格雷班.精益医院:世界最佳医院管理实践[M].张国萍译.北京:机械工业出版社,2011.

(美)涂尚德,罗杰·A.杰勒德.精益医疗[M].余锋,赵克强译.北京:机械工业出版社,2012.

(美)詹姆斯·P.沃麦克,(英)丹尼尔·T.琼斯,(美)丹尼斯·鲁斯.改变世界的机器[M].余锋,张冬,陶建刚译.北京:机械工业出版社,2015.

(美)詹姆斯·P.沃麦克,(英)丹尼尔·T.琼斯.精益思想[M].沈希瑾,张文杰,李京生译.北京:机械工业出版社,2016.

(美)Wayne C. Turner,等.工业工程概论[M].张绪柱译.北京:清华大学出版社,2007.

(二)论文

陈琳,袁波,杨国斌.医院医疗保险管理中的精益管理[J].解放军医院管理,2013(9):842-844.

邓国标.在医院门诊打造精益服务[J].中国医院管理,2006,26(7):35-37.

范捷翔.精益化管理在医院管理中的应用研究——以WYYY医院为例[D].浙江工业大学,2014.

范开华.精益管理在我院药品库房的实施及体会[J].中国药房,2011,22(25):2355-2357.

房美丽,刘继宁,钱文霖.流程图的特点在于"流"[J].科技与出版,1997(4):12-14。

付琳.6S企业管理模式在静脉用药调配中心管理中的应用[J].中国药事,2012,26(3):297-300.

耿仁文,林加兴,朱宏,王晋豫.引入精益管理创新医院文化[J].中华医院管理杂志,2008,24(5):289-291,297.

耿仁文,朱宏,廖四照,等.运用精益理论研究影响平均住院日因素[J].中国医院,2008,12(10):55-57.

雷金娟.鱼骨图分析法在护理不良事件管理中的应用[J].中国医药指南,2013(17):303-304.

黎瑞红,何荣华,李亚玲,等.精益管理在住院病人入院教育中的应用[J].郧阳医学院学报,2010,29(2):190-191.

李世俊,张楠.关于医院医疗器械精益管理的研究[J].中国医疗设备,2009(5):71-73.

廖四照,王晋豫,王玉享,郭怡,王风.精益信仰提速医院流程[J].中国医院院长,2009(14):56-61.

林华,汪银辉,区炳雄,夏萍.精益管理在门诊药房流程优化中的应用[J].中华医院管理杂志,2009,25(2):83-84.

林聚奎,赵敏杰.医疗试行"精益服务方式"的探索[J].中华医院管理,1997,13(6):363-364.

刘明,赵东海,曲海燕,等.运用精益管理模式提高医院财务管理效率[J].大家健康(学术版),2014(2):478.

刘鹏,戴宏浩,陈晗,等.基于精益思想的某大型医院静脉药物调配中心优化的实证研究[J].工业工程,2015(3):141-145.

刘平,滕敬华.运用精益管理5S方法进行病房治疗室管理.医学美学美容:中旬刊,2014,23(11):670.

刘庭芳.我国医院品管圈活动综述[J].中国医院,2014,19(7):1-3.

卢智,郭丹,焦培艳,等.运用精益管理理论优化静脉药物调配中心内部工作流程[J].中国药业,2011,20(14):62-63.

卢智.医院静脉用药集中调配模式的建设与管理实践研究[D].南方医科大学,2013.

栾伟,郭绍来,孙惠娟.精益管理在我院药库管理中的应用[J].中国药房,2011,22(5):422-423.

罗杰,许大国,罗芳,蒋飞,尚兴科,涂自良,冯晓敏.我院开展精益管理的实践与体会[J].中国医院管理,2011(9):22-23.

罗宜美,黄胜延,曹式有.改进鱼骨图在生产管理中的应用[J].工业工程,2007,10(2):138-141.

孟亮.基于改进鱼骨图的X公司QC过程优化研究[D].山东大学,2016.

倪乐丹,陈静,陈延茹.抢救流程图结合情景模拟训练提高手术室护士抢救应急能力[J].护理学报,2010,17(24):24-25.

皮圣雷.综合鱼骨图及其在项目管理中的应用研究[J].中国软科学,2009(4):92-97.

赛帝.精益设计——医院建筑设计的新潮流[J].中国医院建筑与装备,2012(7):29-31.

邵巧云,杨迎飞,陈迎璐.以5W1H设问法为框架的小组化手卫生管理模式应用研究[J].卫生职业教育,2016,34(23):151-152.

苏广春.静配中心药物调配工作质量和效率的方法研究[J].中国医药指南,2015,13(17):290-291.

孙娜,孙进.基于精益六西格玛的患者入院流程改造研究[J].中国卫生质量管理,2012,19(4):26-28.

陶长红.基于价值流的生产线平衡方法及其应用研究[D].浙江理工大学,2017.

汪兆平.手术室增效[J].中国医院院长,2007(16):20-26.

王凤,徐必生.PDCA持续改进医疗质量[J].中国医院院长,2014(11):46.

王临润,汪洋,张相宜,等.品管圈管理在医疗机构中的应用价值[J].医药导报,2012,31(6):823-826.

王牛民,封卫毅,魏友霞,等.运用精益管理提高我院静脉药物集中调配中心的配制质量[J].中国药房,2016(4):498-501.

王秋蓉,杨娟,董伟琼,等.基于DMAIC模型的消化内镜手工清洗质量改进研究[J].中国医疗设备,2017,32(7):130-133.

王珊,金如燕,沈蔚.品管圈在提高时间静脉用药准确性中的应用[J].护理学报,2013(1):15-16.

王文.精细化管理在医院管理中的应用研究[J].健康前沿,2016,23(10).

王锡莉.ABC分类法在企业库存管理中的应用研究[J].现代商贸工业,2009(5):40-42.

吴全利,齐嘉楠.六西格玛的DMAIC模型[J].中国统计,2005(6):45-46.

项耀钧,李玲珠.精益化管理优化门诊流程[J].中国医院院长,2012(17):76-77.

胥甜甜,魏筱华,盛向远,等.静脉用药调配中心的工作流程及运行效果分析[J].现代医院,2016,16(5):725-727.

徐洁.手术室护理质量管理过程中六西格玛DMAIC流程管理模式应用效果[J].中外女性健康研究,2017(1):7-8.

杨贤云,梅正平,郭廷萍,等.精益管理在地市级医院手术室流程管理中的应用[J].中国医院管理,2011,31(9):26-27.

杨志贤,杨琴.构建公立医院精益财务管理体系的探讨[J].中国卫生经济,2014,33(003):90-91.

易利华,袁汇亢,周莹.应用SIPOC管理模型降低医院基建项目成本[J].现代医院管理,2014,12(3):79-82.

于洪彬.六西格玛管理在我国制造企业中的应用研究[D].河海大学,2007.

袁进.丰田汽车公司实施精益管理对医疗行业的启示[J].中华医院管理,2009,25(2):77-79.

张健,谭君梅.基于精益管理的手术排程系统优化[J].护理学杂志,2014(10):45-47.

张晓霞,卢秀娟,魏玮,等.6S 模式在静脉药物调配中心安全管理中的应用[J].中华全科医学,2016,14(8):1392-1394.

张绪柱,高天,安康,等.精益医疗研究现状及展望[J].中国研究型医院,2015,2(3):29-33.

招艳,黄腾花,容玉仪,等.精益管理在住院药房调剂流程改造中的应用[J].中国卫生产业,2012,9(24):19.

赵小松,于岱暖,常陈英.精益六西格玛的医院管理改进实证研究[J].工业工程与管理,2010,15(4):46-50.

赵永明,张伟英,陈翔,李斐铭,胡汝云,许风仙,张菊芳.引入丰田生产方式创建全员改善型医院的探索[J].现代医院管理,2014(2):41-44.

郑观芸.静脉用药调配中心在临床合理用药中的作用[J].齐鲁药事,2011,30(7):415-417.

郑淑梅,高波,王秀兰,等.应用六西格玛管理方法缩短门诊患者摄片等候时间[J].中华护理杂志,2010,45(4):328-329.

郑照宁,武玉英,包涵龄.用鱼骨图与层次分析法结合进行企业诊断[J].中国软科学,2001,(1):118-121.

周延虎.精益六西格玛集成应用的若干问题研究[D].天津大学,2007.

周永军,朱宗明.以人为本推进医院人力资源管理精益化[J].中国医药导报,2011(35):140-142.

朱玲凤,洪盾,朱琳鸿,朱延安,陈建萍,应千山.基于价值流的精益医疗服务模式探讨[J].医院管理论坛,2018,35(3):7-10.

朱相鹏,苗瑞,江志斌.基于精益思想的门诊预约与排队管理系统[J].工业工程与管理,2009,13(6):108-113.

(三)网站

1. 标准作业程序 SOP. https://baike.sogou.com/v7916979.htm?fromTitle = SOP

2. 医管通,手把手教你编制医院 SOP. http://www.sohu.com/a/

101790988_436683

3. 临床免疫学检验操作程序（SOP）. https://bbs. iiyi. com/thread-2336804-1. html#pid12537462

4. 沈波. 精益医院的"流动"和"拉动". https://www. cn-healthcare. com/articlewm/20170531/content-1014934. html

二、英文参考文献

（一）著作

Abouzahra M, Tan J. Wickramasinghe N, Al-Hakim L, Gonzalez C & Tan J(eds.). Lean Thinking for Healthcare[M]. New York, Heidelberg, Dordrecht, London: Springer,2013.

Bohmer R, Ferlins E M. Virginia Mason Medical Center, Harvard Business School Case 606-044, Boston, MA: Harvard Business School,2006.

Burgess N J. Evaluating Lean in Healthcare[M]. University of Warwick, Warwick Business School,2012.

Evans J R, Lindsay W M. Managing for Quality and Performance Excellence[M]. Cincinati, Ohio, South-Western: Thomson Learning,2008.

Ford H, Crowther S. Today and Tomorrow [M]. Cambridge, MA: Productivity Press,1926.

Furterer S L. Lean Six Sigma Case Studies in the Healthcare Enterprise [M]. London, Heidelberg, New York, Dordrecht: Springer,2014.

Joan W, Howard J, Pat H. Leading the Lean Healthcare Journey [M]. New York: Productivity Press, 2010.

Simchi-Levi D, Kaminisky P, Simchi-Levi E. Designing and Managing the Supply Chain: Concepts, Strategies and Case Studies [M]. Boston: McGraw-Hill,2008.

Wickramasinghe N, Al-Hakim L, Gonzalez C Tan J. Lean Thinking for

Healthcare ［M］. New York, Heidelberg, Dordrecht, London: Springer,2013.

Womack J, Jones D. Lean Thinking: Banish Waste and Create Wealth in Your Corporation ［M］. New York, NY: Simon & Schuster,1996.

（二）期刊

Ahmed S, Manaf N H A, Islam R. Effects of Lean Six Sigma Application in Healthcare Services: A Literature Review ［J］. Reviews on Environmental Health, 2013, 28(4): 189-94.

Al-Araidah O, Momani A, Khasawneh M, et al. Lead-time Reduction Utilizing Lean Tools Applied to Healthcare: The Inpatient Pharmacy at a Local Hospital ［J］. Journal for Healthcare Quality : Official Publication of the National Association for Healthcare Quality, 2010, 32(1): 59-66.

Al-Balushi S, Sohal A S, Singh P J, Al Hajri A, et al. Readiness Factors for Lean Implementation in Healthcare Settings—A Literature Review ［J］. Journal of Health Organization and Management, 2014, 28 (2): 135-153.

Bowen D E, Youngdahl W E. Lean service: In defense of a production- line approach［J］. International Journal of Service Industry Management, 1998,9: 207-225.

Burgess N, Radnor Z. Evaluating Lean in Healthcare［J］. International Journal of Health Care Quality Assurance,2013, 26(3):220-235.

Caldwell C. Lean-Six Sigma: Tools for Rapid Cycle Cost Reduction ［J］. Healthcare Financial Management : Journal of the Healthcare Financial Management Association, 2006, 60(10): 96-98.

Cima R R, Brown M J, Hebl J R, et al. Use of lean and Six Sigma Methodology to Improve Operating Room Efficiency in a High-volume Tertiary-care Academic Medical Center ［J］. Journal of the American College of Surgeons,2011,213(1): 83-92.

Cusumano M A. Manufacturing Innovation: Lessons from the Japanese Auto Industry[J]. Sloan Management Review, 1988,30(1, Fall): 29-39.

Das B. Validation Protocol: First Step of a Lean-Total Quality Management Principle in a New Laboratory Set-up in a Tertiary Care Hospital in India [J]. Indian Journal of Clinical Biochemistry: IJCB, 2011, 26(3): 235-243.

De Koning H, Verver J P S, Van Den Heuvel J, et al. Lean Six Sigma in Healthcare [J]. Journal for Healthcare Quality: Official Publication of the National Association for Healthcare Quality, 2006, 28(2): 4-11.

Forno A J D, Pereira F A, Forcellini F A, et al. Value Stream Mapping: A Study about the Problems and Challenges Found in the Literature from the Past 15 Years about Application of Lean Tools [J]. The International Journal of Advanced Manufacturing Technology, 2014, 72 (5): 779-790.

Gaba D M, Howard S K. Patient Safety: Fatigue among Clinicians and the Safety of Patients[J]. New England Journal of Medicine, 2002, 347 (16):1249.

Holden R J. Lean Thinking in Emergency Departments: A Critical Review. Annals of Emergency Medicine,2011,57(3): 265-278.

Holweg M. The Genealogy of Lean Production[J]. Journal of Operations Management, 2007,25(2): 420-437.

Joosten T, Bongers I, Janssen R. Application of Lean Thinking to Health Care: Issues and Observations[J]. International Journal for Quality in Health Care, 2009,21 (5): 341-347.

Kelly J. The Effect of Lean Systems on Person-centred Care[J]. Nursing Times,2013,109(13): 16-17.

King D L, Ben-Tovim D I, Bassham J. Redesigning Emergency Department Patient Flows: Application of Lean Thinking to Health Care[J].

Emergency Medicine Australasia, 2006, 18 (4): 391-397.

Koning H, Verver J P, Heuvel J, Bisgaard S, Does R J. Lean Six Sigma in Healthcare[J]. Journal for Healthcare Quality, 2006, 28(2): 4-11.

Krafcik J. Triumph of theLlean Production System [J]. Sloan Management Review, 1988, 30(1): 41-52.

Lillrank P. The Quality of Information [J]. International Journal of Quality and Reliability Management, 2003, 20: 691-703.

Long J C. Healthcare Lean [J]. Michigan Health & Hospitals, 2003, 39(4): 54-55.

Mason S E, Nicolay C R, Darzi A. The Use of Lean and Six Sigma Methodologies in Surgery: A Systematic Review [J]. Journal of the Royal Colleges of Surgeons of Edinburgh and Ireland, 2014, 13(2):91-100.

McClean S, Young T, Bustrad D, et al. Discovery of Value Streams for Lean Healthcare [C]. 2008 4th International IEEE Conference "Intelligent Systems".

Mcintosh B, Sheppy B, Cohen I. Illusion or Delusion—Lean Management in the Health Sector [J]. International Journal of Health Care Quality Assurance, 2014, 27(6): 482-492.

McJoynt T A, Hirzallah M A, Satele D, et al. Building a Protocol Expressway: The Case of Mayo Clinic Cancer Center [J]. Journal of Clinical Oncology, 2009, 27(23): 3855-3860.

McLaughlin C P. Why Variation Reduction is Not Everything: A New Paradigm for Service Operations[J]. International Journal of Service Industry Management, 1996, 7: 17-30.

Merry M D. On the Mend: Revolutionizing Healthcare to Save Lives and Transform the Industry by John Toussaint, Roger A. Gerard, Emily Adams [J]. Inquiry, 2011, 48(4):286-290.

Mznos A, Sattler M, Alukal G. Make Healthcare Lean [J]. Quality

Progress, 2006, 39(7): 24-30.

Nicholas J. An Integrated Lean-methods Approach to Hospital Facilities Redesign [J]. Hospital Topics, 2012, 90(2): 47-55.

Poksinska B. The Current State of Lean Implementation in Health Care: Literature Review [J]. Quality Management in Healthcare, 2010, 19 (4): 319-329.

Powell A, Rushmer R, Davies H. Effective Quality Improvement: Lean[J]. British Journal of Healthcare Management,2009, 15 :270-275.

Radnor Z. Transferring Lean into Government[J]. Journal of Manufacturing Technology Management, 2010,21(3): 411-428.

Reijula J, Tommelein I D. Lean Hospitals: A New Challenge for Facility Designers [J]. Intelligent Buildings International, 2012, 4 (2): 126-143.

Rinehart B. Applying Lean Principles in Healthcare [J]. Radiology Management, 2013, Suppl 19-29.

Scalise D. Six Sigma, The Quest for Quality [J]. Hospitals & Health Networks / AHA, 2001, 75(12): 41-42.

Seddon J, Caulkin S. Systems Thinking, Lean Production and Action Learning[J]. Action Learning: Research and Practice, 2007,4(1): 9-24.

Simons D, Taylor D. Lean Thinking in the UK Red Meat Industry: A Systems and Contingency Approach[J]. International Journal of Production Economics,2007, 106 (1):70-81.

Thompson D N, Wolf G A, Spear S J. Driving Improvement in Patient Care: Lessons from Toyota [J]. Journal of Nursing Administration, 2003, 33(11): 585-595.

Truffer C J, Keehan S, Smith S. Health Spending Projections Through 2019: the Recession's Impact Continues[J]. Health Affairs, 2010, 29(3): 522.

Waldhausen J H, Avansino J R, Libby A, et al. Application of Lean Methods Improves Surgical Clinic Experience [J]. Journal of Pediatric Surgery, 2010, 45(7): 1420-1425.

Waring J, Bishop S. Lean Healthcare: Rhetoric, Ritual and Resistance[J]. Social Science & Medicine, 2010,71(7):1332-1340.

Weinstock D. Lean healthcare [J]. The Journal of Medical Practice Management: MPM, 2008, 23(6): 339-341.

Womack J P, Jones D T. Lean Consumption [J]. Harvard Business Review, 2005, 83(3): 58-68.

图书在版编目(CIP)数据

精益医疗管理中国实践/高天,张绪柱主编.
—济南:山东大学出版社,2019.1
　　ISBN 978-7-5607-6295-1

　　Ⅰ.①精…　Ⅱ.①高…　②张…　Ⅲ.①医药卫生管理
–研究–中国　Ⅳ.①R199.2

中国版本图书馆 CIP 数据核字(2019)第 023132 号

责任策划:徐　翔
责任编辑:徐　翔
封面设计:张　荔

出版发行:山东大学出版社
　　　　社　　址　山东省济南市山大南路 20 号
　　　　邮　　编　250100
　　　　电　　话　市场部(0531)88363008
经　　销:新华书店
印　　刷:济南新科印务有限公司
规　　格:720 毫米×1000 毫米　1/16
　　　　　16.5 印张　260 千字
版　　次:2019 年 1 月第 1 版
印　　次:2019 年 1 月第 1 次印刷
定　　价:46.00 元

版权所有,盗印必究
凡购本书,如有缺页、倒页、脱页,由本社营销部负责调换